Zeitfusion

Für Andrea und Jonas

Walter Birklbauer

ZEITFUSION

**Die Selbstorganisation
neuronaler Erregungsmuster**

© 2010 Walter Birklbauer
3. Auflage

Herstellung und Verlag:
Books on Demand GmbH, Norderstedt

Satz und Layout: Walter Birklbauer

ISBN: 978-3-8370-0155-6

Inhalt

Vorwort	7
Zeit	11
Zeitpfeil	12
Neuronale Erregungsmuster	16
Images	20
Hufeisen & Gummi	25
Geist wird Körper	35
Vom Dünger des Sinns	38
Zeitfusion	41
Was ist Zeitfusion?	42
Fuzzy Layers	46
Triviale Zeitfusion	49
Komplexe Zeitfusion	54
Dur oder Moll?	61
Selbstorganisation	64
Iteration	68
Rückkoppelung	69
Kumulative Iteration	71
Hot Dogs	74
Der Weg des Zeitpfeils	80
Mr. Destiny	84
Der Disney-Effekt	86
Gute Daten, schlechte Daten	95
Ausblick	101
Danksagung	**109**
Literaturverzeichnis	**110**

Vorwort

Der Psychologe Klaus Grawe titelte 2004 in einem Artikel im Journal „Psychologie Heute": „Die Black Box wird durchsichtig" und spielte damit auf einen Paradigmenwechsel innerhalb der Psychologie an. Die großen philosophischen Strömungen der vergangenen Jahrhunderte hatten bedeutenden Einfluss auf die Entfaltung der „Mainstreams" der wissenschaftlichen Disziplinen.

Eine davon war der Behaviorismus, aus dem später die Verhaltenstherapie hervorging. Er wurde in der Geschichte der Psychologie zu einem jahrzehntelangen dominierenden Paradigma. Man sprach von der „Quarantäne von Bewusstseinsinhalten", weil psychische Vorgänge aus dem wissenschaftlichen Gegenstand ausgeklammert wurden.[1] Die Behavioristen entdeckten die Gesetze der Klassischen und Operanten Konditionierung, doch war dies nicht der Grund, warum diese Strömung in Misskredit geriet.

Die Ablehnung des Behaviorismus war im zugrundeliegenden mechanistischen Weltbild begründet, von dem die Gefahr eines Machbarkeitswahns ausging. Mit diesem Weltbild waren die Prämissen einer rationalen Logik, einer linearen Kausalität sowie Berechenbarkeit und Prognostizierbarkeit verknüpft. Der Mensch wurde als komplizierte Maschine, das Leben in Gesellschaft im Sinne Darwins als ständiger Konkurrenzkampf wahrgenommen, man glaubte an den unbegrenzten technischen Fortschritt.[2]

---

1 Vgl. Sokolowksi 2002
2 Vgl. Handow 2003, S. 5

Vor dem Hintergrund dieser Sichtweise sollte die damals reifende „spekulative" Methode der von der Psychoanalyse Freuds angewandten Introspektion einer „wissenschaftlichen Psychologie" weichen, in der nur noch überprüfbare Vorgehensweisen wie das Laborexperiment oder die Verhaltensbeobachtung zum Einsatz kommen sollten. Nicht direkt beobachtbare und messbare Prozesse, innere Vorgänge wie Bewusstsein und Emotion wurden als unwissenschaftlich zurückgewiesen und wurden durch Konzepte wie Reiz und Reaktion ersetzt.[3] Unter Weglassung sämtlicher innerer psychisch-kognitiver Vorgänge war man an Prozessen der Verhaltenssteuerung interessiert. Deshalb wurde das Gehirn als Black Box betrachtet.

Der Unterschied zwischen heutigen Theorieansätzen und dem damaligen Paradigma des Reduktionismus liegt darin begründet, dass man sich angesichts der modernen wissenschaftlicher Erkenntnisse und Methoden der Komplexität und Nichtlinearität externer und interner Einflussgrößen mehr und mehr bewusst wird. Entsprechend den Prinzipien des mechanistischen Weltbildes, wurden damals

> „... eher Dinge statt Prozesse, Statik statt Dynamik, kontinuierliche Veränderung statt qualitative Sprünge (sog. Phasenübergänge), enge Kausalität von Wirkfaktoren statt ökologisch vernetzter Wirkungsweise, isolierte Ursache-Wirkungs-Modelle statt systemischer Rückkopplungs-Modelle, Analyse und Synthese statt Ganzheitlichkeit als fundamentale Begriffe und Konzepte herangezogen."[4]

---

3   Vgl. Petermann & Winkel 2006, S. 21, vgl. Pinker 1998
4   Kriz 2004, S. 1

Viele Wissenschaftler sehen gerade in den Forschungsgebieten der Neuropsychologie oder der Neurobiologie die Gefahren neuer reduktionistischer Tendenzen, etwa wenn mittels bildgebenden Verfahren die Aktivität der Amygdala registriert und dann allzu eifrig auf die Ursachen geschlossen wird. Allerdings ist durch die Forschungsarbeit auf dem Gebiet komplexer dynamischer Systeme sehr klar geworden, dass nichtlineare Wechselwirkungsprozesse zu unvorhersehbar und zu unberechenbar sind, um exakte Schlussfolgerungen und Prognosen zu erstellen.

Auf welche Art sich das Unterbewusstsein organisiert, wird nicht durch den Scanner nachzuvollziehen sein. Wir sehen eine Reaktion der Amygdala. Wir sehen die ausgelöste Lawine, aber der Schmetterlingsschlag, der sie bedingte, wird uns weiterhin verborgen bleiben. Insofern bleibt das Gehirn eine Black Box und das ist bis zu einem gewissen Grade auch gut so.

Zeit

Zeit als Trägerschicht des gegenwärtigen Erlebens ist als erlebte Zeit gelebte Zeit. Als solche ist sie unwiderruflich und einzigartig. Gelebte Zeit ist irreversibel, selbst wenn das Leben selbst sich als reversibel erweisen sollte. Angenommen, sämtliche religiöse Hypothesen über unsere Weltentstehung würden sich schlichtwegs irren und wären somit zwar funktionierende, aber falsch positive Ordnungssysteme. Dies würde bedeuten, dass niemand im Universum existiert, der daran interessiert wäre, ob wir ethisch oder moralisch handeln oder ob wir ein friedliches oder kriegerisches Leben führen. Und dies würde wiederum bedeuten, dass niemand da wäre, der uns anbieten könnte, ein Handeln zu setzen, welches die Qualität des „Jetzt" zugunsten einer in Aussicht gestellten künftigen Qualität reduziert.

Unser Leben würde dann nicht unter dem Aspekt der Wiederholbarkeit, sondern der Einmaligkeit gelebt werden. Im Rahmen einer derartigen Perspektive würde Lebenszeit zu einem knappen Gut, zu einem möglicherweise nicht mehr nachwachsenden Rohstoff, den wir zu mehr oder weniger eleganten Resultaten raffinieren. Unter diesem Aspekt wäre jede unnötige Beschädigung einer konstruktiven Interaktionskultur sowohl mit uns selbst als auch mit unserem Umfeld schon aus rein zeitökonomischer Perspektive heraus unwirtschaftlich. Im Gegenteil: unter diesem Aspekt müsste eine konstruktive Orientierung so pedantisch gehütet werden wie das Lagerfeuer einer Steinzeithöhle.

Eine Voraussetzung, welche zur Qualität des „Jetzt" entschieden beitragen kann, scheint in der Art verborgen zu sein, wie wir wahrnehmen, interpretieren und reagieren lernen. Denn dies führt zusätzlich zu den genetischen Vorbedingungen zu jenen Faktoren und Auslösern, die uns treiben, die wir als Ordnung oder Unordnung begreifen und die uns in Folge emotional destabilisieren oder zufriedenstellen.

Die persönliche Kompetenz im Umgang mit den eigenen Ressourcen kann sicherlich als eine der wichtigsten Voraussetzungen dafür betrachtet werden, dass die Charaktere einer Interaktionskultur zu einem möglichst großen Gesamtvorteil zusammenwirken. Die Wahrscheinlichkeit einer Qualität des „Jetzt" zu verbessern, bedeutet folglich primär einen verbesserten Umgang mit der persönlichen Kompetenz.

Ein verbesserter Umgang mit der persönlichen Kompetenz bedeutet ein besseres Verständnis über die Bedingungen und Ursachen des Erlebens zu erlangen. Sich in der Welt erleben bedeutet, als sehender, wahrnehmender und fühlender Mensch Informationen zu verwalten. Das Werkzeug dafür ist das Gehirn.

Zeitpfeil

Um die komplexe Verbindung zwischen Gehirn und Zeit unter einen Hut zu bringen, scheint es interessant, den Hebel auf einer chronologisch nachvollziehbaren Ebene anzusetzen. Hier bietet sich der Zeitpfeil an.

Der Zeitpfeil kennzeichnet die Dauer unseres Hier und Jetzt, setzt bei der ersten Zellteilung ein und hört bei der letzten Zellteilung vermutlich wieder auf. Er stellt ein vollständiges Abbild des bisherigen Seins dar und ist wahrscheinlich so individuell wie unser Fingerabdruck.

Jeder Mensch hat seine spezifische Vergangenheit unwiderruflich genau so erlebt, wie er sie eben erlebt hat. Daran kann nicht mehr gerüttelt werden.

Der Zeitpfeil bildet das greifbare, nicht wegzudiskutierende, jeden Erfolg, jeden Irrglauben, jeden Fehler miteinschließende Erleben ab. Es ist unumkehrbar, wie der Mensch sich bei seinen Schlüsselerlebnissen gefühlt hat, welche Stimmung erlebt wurde, wenn er am Arbeitsplatz war, welche Erinnerung er an seine Pupertätsjahre hat.

Die Idee des Zeitpfeils erfasst den Umstand, dass unser Leben nicht nur durch die Positionen Zeit und Ort charakterisiert werden kann, sondern sich unsere Lebenszeit innerhalb der Lebensphasen auf komplex vernetzte Weise um eine zunehmende Anzahl von Objekten, Themen und Situationen dreht, zu denen wir eine emotionale Beziehung aufbauen und die je nach Ort der Geburt, je nach Lebensverhältnissen immer wahrscheinlicher oder unwahrscheinlicher werden.

Ein Kind, das im Umfeld einer Sektengemeinschaft aufwächst, wird ziemlich bald registrieren, dass „Blättern in der Bilderbuch-Bibel" ein Lächeln in das Gesicht der Eltern zaubert. Ein Kind, das im Umfeld eines Bauernhofes lebt, wird wahrscheinlich ein persönliches Verhältnis zu einem Traktor aufbauen. Im Laufe der Zeit erweitern sich die Themeninhalte, aus dem Traktor wird die Landwirtschaft und aus der Bibel wird der Kirchenbesuch – oder eben das genaue Gegenteil davon.

Abbildung 1 zeigt eine Zeitspirale, welche die erlebten Inhalte in sequentieller Reihenfolge aneinanderreiht. Sie zeigt, wie die Lebenszeit um eine wachsende Themen- oder Kategorienstruktur kreist, die im jeweiligen Einzugsbereich eines Wahrscheinlichkeitsraumes liegt. So

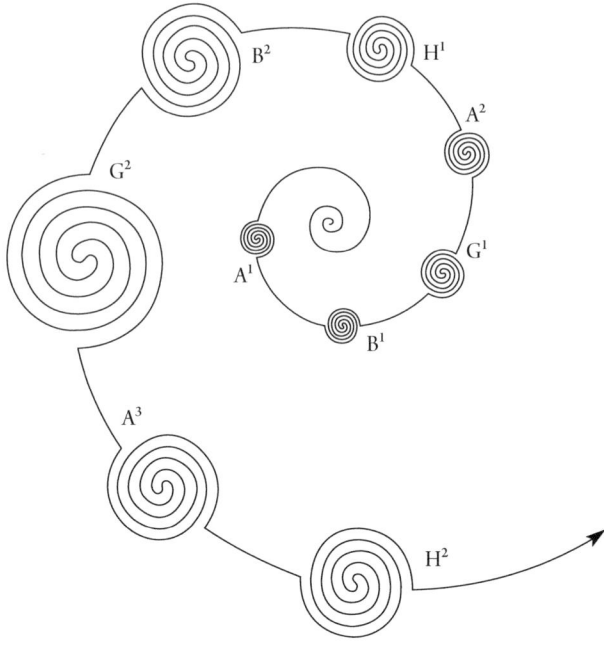

Abbildung 1: Zeitspirale

ist in unseren Breitengraden der Wunsch eines Jugendlichen, den Beruf eines Karawanenführers oder Kameltreibers zu ergreifen, immer noch als statistischer Sonderfall zu betrachten, während Pferdeflüsterer zwar auch nicht gerade eine überaus große Wahrscheinlichkeit aufweist, aber immer noch wahrscheinlicher ist als Kameltreiber.

Eher selten würde ein europäischer Jugendlicher eine berufliche Karriere als Gepäckträger für eine Himalaya-Expedition ins Auge fassen oder dem Ziel frönen, einmal im Leben als Baseball-Star bei den Milwaukee Brewers gefeiert zu werden.

Das Kreisen unserer Lebenszeit um thematische Inhalte bedeutet eine Art zeitliche Bindung an einen Attraktor. Wir vergeben Zeit für die Briefmarkensammlung oder etwas zwingt uns, die Zeit zu vergeben, zum Beispiel wenn das Hungergefühl den Jagdtrieb aktiviert.

Wird die Zeitspirale ausgerollt, offenbart sich der Zeitpfeil. Dabei ist jede erlebte Sekunde eindeutig durch einen bestimmten neurosomatischen Zustand gekennzeichnet. Wir steigen nie zweimal in denselben Fluss, sagte der griechische Philosoph Heraklit vor 2500 Jahren. Angesichts der Vielfalt aller möglichen Zustände darf es sogar als unwahrscheinlich betrachtet werden, dass sich exakt ein und derselbe Zustand ein zweites Mal im Leben eines Menschen einstellt. Dagegen ist es sehr wahrscheinlich, dass sich ähnliche Zustände wie schon Erlebte wiederholen.

Zu jedem Zeitpunkt ist die Entwicklung eines jeden Einzelnen in einem sich mehr oder weniger schnell wandelnden Umfeld eingebettet (siehe Abbildung 2).[5] Eltern und Verwandte, Nachbarn, Freunde und Schulkameraden bilden die ersten Umweltattraktoren auf dem Lebensweg. Diese transportieren auch virtuelle Umweltfaktoren wie Werte, Normen und Interessensgebiete, religiöse und politische Ansichten, oder Reaktionsvorschläge auf bestimmte Lebensereignisse.

In Wechselwirkung mit der sich dynamisch wandelnden Umwelt bilden sich Wahrscheinlichkeiten für Reaktionsmuster in themen- und situationsähnlichen Lebensbereichen heraus. So bildet es sich beispielsweise heraus, wie wir unter Zeitdruck arbeiten, auf Kritik reagie-

---

5   Vgl. Strzebkowski 2006, S. 95

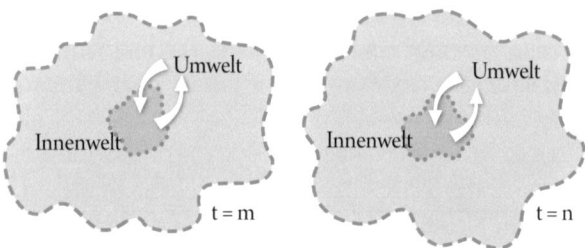

Abbildung 2: Lageverhältnis zwischen Innenwelt und Umwelt

ren oder die Zeitspanne durchleben, in denen wir uns in Erwartung eines Prüfungsergebnisses oder einer medizinischen Diagnose befinden.

Neuronale Erregungsmuster

Laut dem deutschen Psychologen Klaus Grawe lernen wir von Kindesbeinen an unentwegt und machen Lebenserfahrungen, die im impliziten (unbewussten) Gedächtnis tiefe Spuren hinterlassen. Wir lernen, ob wir erwarten können, dass zuverlässig jemand da ist, wenn wir Nähe und Geborgenheit benötigen. Wenn ein Kind nur selten Entspanntheit, Ausgeglichenheit, Zufriedenheit oder Geborgenheit erlebt, dann befindet es sich oft auf einem hohen negativen Erregungsniveau, was besonders in den frühkindlichen Lebensphasen mit starken Prägungen verbunden ist.

Sämtliche Formen psychischer Prozesse spiegeln sich dabei in „neuronalen Erregungsmustern" wider.[6] Neuronalen Erregungsmuster werden von frühester Jugend an immer wieder aktiviert und wiederholt und bahnen so die Bereitschaft für die leichtere Auslösbarkeit einer emo-

---

6 Vgl. Grawe 1998, S. 265, zitiert nach Storch 2002, S. 290

16

tionalen Richtung. Sie bilden die Basis seiner Ausführungen. Grawe sagt:

> *„Wenn wir etwas fühlen, denken oder tun, liegen dem jeweils ganz bestimmte neuronale Erregungsmuster zu Grunde. Für das, was wir erleben oder tun, kommt es nur darauf an, ob bestimmte Neuronen feuern, wie schnell sie feuern und mit welchen anderen Neuronen sie gemeinsam feuern.“[7]*

Dieser Ansatz klingt etwas reduktionistisch, ist es aber nicht. Mozarts Musik lässt sich keinesfalls auf eine trockene Abfolge von Schwingungen oder binärer magnetischer Zustände reduzieren. Und dennoch ist das musikalische Erlebnis hochgradig davon abhängig, denn jede Änderung in der binären Abfolge wirkt sich auf das aus, was wir als Musik wahrnehmen.

Wird nun aber Mozart weniger reizvoll, weil ich das Notenblatt lesen kann? Wird ein Sternenhimmel weniger romantisch, weil er durch das Wissen der Wissenschaft entzaubert wurde? Die zelluläre Aktivität ist nichts anderes als die Basis für jene Emergenz, welche die Musik unseres Lebens ausmacht. Dabei kann unter einem emergenten Produkt jene Eigenschaft verstanden werden, die aus den einzelnen Systembestandteilen alleine nicht erklärbar ist. Wasser ist nass, die einzelnen Wassermoleküle sind es nicht. Die Eigenschaft „Nässe“ ist emergent, weil sie sich erst aus dem Zusammenwirken vieler Wassermoleküle ergibt.[8]

Das Produkt unseres qualitativen Erlebens kann man als das emergente Resultat einer nichtlinearen Wechsel-

---

7 Grawe 2004a, S. 44
8 Vgl. Haken & Stadler 1990, S. 3

wirkung von Neuronen und Neuronenverbänden auffassen, welche als psychische Prozesse Gestalt annehmen. Die von Grawe beschriebenen neuronalen Erregungsmuster sind so etwas wie eine Maschinensprache auf biologischer Ebene, deren sichtbare Übersetzung sich in psychischen Prozessen manifestieren.

Unser Gehirn ist spezialisiert auf die Verarbeitung von Sinneserfahrungen. Neurotransmitter werden als Reaktion darauf ausgeschüttet, wobei neuronale Strukturen sich als Ergebnis dieser Erfahrungen entwickeln. Gute Erfahrungen werden mit einem anderen neuronalen Erregungsmuster abgespeichert als schlechte Erfahrungen. Die Vielfalt des emotional erlebbaren Farbspektrums lässt sich dabei grundsätzlich zwei Himmelsrichtungen zuordnen, nämlich einer eher positiven oder eher negativen emotionalen Valenz.

Bei der Entwicklung von Emotionstheorien bildeten sich mehrere Richtungen heraus. Zum einen wird nach kategorialen und dimensionalen Theorien und zum anderen wird darin unterschieden, ob Emotionen biologische determinierte oder kulturspezifisch erworbene Phänomene sind. Valenz (angenehm – unangenehm) und Arousal (ruhig – aufgeregt) sind Komponenten der sogenannten dimensionalen Emotionstheorien, die Emotionen als Produkt der Evolution ansehen.

Die Verknüpfung der beiden Komponenten Valenz und Arousal ergibt wiederum charakteristische neuronale Erregungsmuster, welche sich mit den Erregungsmustern einer aktuellen Situation vermischen. So entsteht eine Art „Tonspur" des Zeitpfeils, die als eher angenehm oder eher unangenehm empfunden werden kann. Ähnlich einem Flugschreiber speichert dabei das Gehirn den steten

Fluss des neuronalen Aggregatszustandes kontinuierlich ab, angefangen von der neurobiologischen Stoffwechselsituation bis hin zu der Kategorie von Themen, um die unsere Zeit gerade kreist. Jedem Zeitmoment könnten wir ein Smiley-Etikett zuordnen, welches Auskunft über die emotionale Valenz während der Flugphase gibt. Eine Reihung von Zeitmomenten auf dem Zeitpfeil ist gleichzeitig eine Reihung von voneinander unterscheidbaren emotionalen, neurosomatisch-psychischen Korrelaten. Grawe kommt zu dem Schluss:

> *„Wenn allen psychischen Prozessen neuronale Vorgänge zugrunde liegen, dann liegen veränderten psychischen Prozessen veränderte neuronale Vorgänge zugrunde."*[9]

Mit neuronalen Erregungsmuster sind jene Zustände gemeint, die auf körperlicher und neuronaler Ebene spürbare oder versteckte Prozesse auslösen. Prozesse, die den Inhalt des Augenblicks verändern, wie etwa die Erweiterung oder Verengung von Blutgefäßen, die Ausschüttung von Neurotransmittern oder Veränderungsprozesse im Bereich des vegetativen Nervensystems.

Eine eher positive emotionale Grundrichtung bewirkt demzufolge ein anderes neuronales Erregungsmuster als eine negative emotionale Grundrichtung. Die Auswirkungen auf den Körper lassen sich dabei messen. Zum Beispiel wurden einer Gruppe von Versuchspersonen lustige Filme wie „Verrückt nach Mary" und Szenen aus dem Film „Der Soldat James Ryan" vorgeführt.

Die Forscher rund um Michael Miller, dem Direktor für vorbeugende Kardiologie an der Universität von

---

9   Vgl. Grawe 2004a

Maryland maßen mittels Ultraschall den Grad der Verengung oder Erweiterung der Blutgefäße beim Betrachten der Filmszenen. Positive Emotionen hatten tatsächlich Auswirkungen auf die regulierende Funktion des Endothels und damit auf die Entspannung der Gefäße. Beim Kriegsfilm allerdings verengten sich diese, was eine Verringerung der Blutzirkulation zur Folge hatte.[10]

Wenn entlang des Zeitpfeils kontinuierlich in bewusster oder unbewusster Weise derlei neurosomatische Reaktionen graduell wiederholt werden, dann könnte dies Auswirkungen auf den Trainings- Lern- Gewohnheits- und Selbstorganisationseffekt mit sich bringen. Diese Überlegungen werden spätestens im Kapitel Zeitfusion an Substanz gewinnen.

Images

Bestimmte Softwareprodukte sind darauf spezialisiert, vom momentanen IST-Zustand eines Computers ein sogenanntes „Image" anzufertigen, welches den Querschnitt aller Informationen eines Zeitpunktes exakt repräsentiert. Dieser Ansatz ist mit den in den Neurowissenschaften üblich gewordenen bildgebenden Verfahren vergleichbar, bei denen ein sogenanntes Neuroimage einen momentanen Zustand des Gehirns bestmöglich abbildet. Wenn es nun möglich wäre, zu jeder Sekunde der Lebenszeit eines Menschen ein solches Image anzufertigen, dann erhielten wir eine chronologische Abfolge aller Zustände, die das Leben eines Menschen ausmachen. Diese Abfolge könnte nun nach bestimmten Kriterien untersucht werden. So könnte der Zeitpfeil durch

---

10 Vgl. Miller et al. 2006

die Reihenfolge der Wohnorte beschrieben werden, oder durch die Reihenfolge der beruflichen Veränderungen. Er könnte grob in Etappen zerlegt werden, die für bestimmte Arten von Lebenssituationen stehen, in denen es uns besonders gut oder schlecht ergangen ist. Situationen, in denen wir uns als besonders mutig und zuversichtlich erlebten, Zeitabschnitte, die durchwachsen waren von Gefühlen der Unsicherheit und der Angst.

Wir könnten die Inhalte des Zeitpfeils in Drei-Sekun-den-Intervalle aufteilen, die der Bewusstseinsforscher Ernst Pöppel als Jetzt-Punkte der Gegenwart begreift. Demnach überprüft das Gehirn alle drei Sekunden, was es Neues gibt auf der Welt. Wir könnten den Zeitpfeil aber auch in beliebige Intervallgrößen zoomen bis hinab zur hauchdünnen Scheibe, dem Image als kleinste Zeit-zelle des Zeitpfeils. Ebenso wie die Schichten einer Kern-bohrung im arktischen Eis als Ergebnis vielfältiger Natur-prozesse über das Klima vergangener Zeiten Auskunft gibt, kennzeichnet eine dünne Zeitscheibe den aktuellen Status eines komplexen neurosomatischen Geschehens.

Ob wir nun als Basis für den Zeitpfeil Nanosekunden, Sekunden oder Minuten wählen, spielt in unserem Sinne keine große Rolle. Die chronologische Aneinanderrei-hung von Zeiteinheiten bilden nur den Raster, auf dem sich beliebig lange Sequenzen betrachten lassen.

Die exakte Zusammensetzung des einzelnen Images „$i_{t=n}$" zu einem bestimmten Zeitpunkt wäre Aufgabe der Neurowissenschaften und ist nicht das primäre Ziel der Betrachtungen. An dieser Stelle kommt es auch gar nicht darauf an, alle Ingredienzien vollständig aufzulisten. Es stellt sich vielmehr die Frage nach dem Auflösungsgrad der Beobachtung. Will man die Radstellung eines Autos beeinflussen, so wäre die Betrachtung der Kristallgitter-struktur des Stahls der Lenksäule ein zu hoher Auflö-sungsgrad.[11] Analog dazu ist es in unserem Zusammen-hang noch nicht entscheidend, exakt zu wissen, welche Synapse mit welchem Neuron Kontakt aufnimmt und welche Genschalter damit modifiziert werden.

Nachdem jede einzelne Zeitscheibe ein ganzes Uni-versum an Informationen beinhaltet, ist eine derartige Bestandsaufnahme auch gar nicht zielführend. Aber es ist dienlich, die Inhalte dieser Blackbox so gut als möglich zu erfassen. Abbildung 3 bereitet einzelne Images innerhalb einer sich wandelnden Umgebungssituation grafisch auf. Die Grauschattierungen stehen für ähnliche, graduell variierte neuronale Erregungsmuster. Jeder erlebte Zeit-schnitt ist eindeutig durch einen bestimmten psychoso-matischen und neurologischen Status gekennzeichnet. Wie komplex und vielschichtig unsere Gefühlswelt auch sein mag, sie mündet stets in einen Zustand, der für das Individuum in Form einer subjektiven Befindlichkeit, einer Stimmung oder einer emotionalen Grundrichtung erfahrbar ist. Diese emotionale Grundrichtung ist ihrer-seits Gegenstand eines eher positiven oder eher negati-ven neuronalen Erregungsmusters.

Würde man den Inhalt eines Images beschreiben wollen, dann würde es zweifelsfrei einen aktuellen Auf-enthaltsort beinhalten, gefolgt von einer bestimmten Lebenssituation, deren Dynamik sich in Wechselwir-kung mit zufälligen Ereignissen kontinuierlich verändert. Und abhängig von der Situation, in der wir uns gerade befinden, kreist unsere Zeit um ein bestimmtes Thema,

---

11 Vgl. Dörner 1993, S. 115 f

22

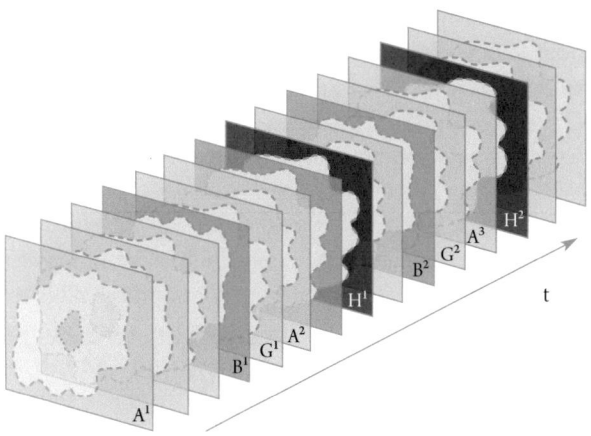

Abbildung 3: Zeitschnitte als „Images"

verbunden mit einer bestimmten Stimmung, einer Aktivität, einer Handlung, einer Planung, einer Zielvorstellung, einer Hoffnung oder einer Erinnerung.

Um dieses aktuelle Ereignis verwalten zu können, verfügen wir über ein gegenwärtiges Niveau eines kognitiven Filters, unser Bewusstsein, obschon die auf dem Zeitpfeil ablaufenden Prozesse größenteils unterhalb unserer Wahrnehmungsschwelle liegen. Das Bewusstsein speist sich nicht nur aus der gegenwärtigen neurosomatischen Lage, sondern auch aus dem nichtlinearen Resultat der eigenen Historie, dem Unterbewusstsein.

Ein wichtiger Baustein eines Images ist der genetische IST-Status, der darüber Auskunft gibt, welche Gene sich gerade aktivieren oder welche sich deaktivieren, gefolgt von einer aktuellen körperlichen und neurologischen Stoffwechselsituation wie Hormonspiegel, Cortisolspiegel, Blutbild, Neurotransmitter wie Dopamin, Serotonin, Endorphine, und vieles mehr. Unser bewusstes und unbewusstes neuronales Speicherverhalten führt zu der Tatsache, dass an jedem „$i_{t=n}$" ein hochkomplexes Datenpaket an IST-Zuständen geknüpft ist, das deshalb so ist, weil die evolutionär bedingten, genetischen und biologischen Voreinstellungen unseres Gehirns die Voraussetzungen geliefert und jedes Segment unseres Reizverarbeitungs-Managements die von der Innenwelt beziehungsweise Umwelt eintreffenden Signale mit einer gewissen Qualität zu verwerten gelernt hat. Wann immer wir von einer Zeiteinheit reden, sei es beim Essen, Trinken, sich langweilen, aktiv sein, Sport ausüben, lachen, freudig sein, sich ängstigen, sich ärgern, reden wir über eine Abfolge von neurosomatischen Images „$i_{t=n}$", welche mit einem bestimmten neuronalen Erregungsmuster und damit auch mit einer emotionalen Richtung gekoppelt sind. Diese Koppelung ergibt sich aus den Inhalten der Gegenwart sowie der Historie des Individuums.

Das Ergebnis unseres Erlebens ist – ob gewollt oder ungewollt – eine unscharfe chronologische Aneinanderreihung von Images, die sich einander bedingen und die unseren neurochemischen Status beschreiben. Jedes Image stellt in einer unverwechselbaren Konstellation einen Punkt auf dem Zeitpfeil des Individuums dar.

Das primäre Interesse gilt dem Anteil der positiven oder negativen neuronalen Erregungsmuster eines einzelnen Images. Die Frage ist nun: was beeinflusst das Image? Das nächste Kapitel beschäftigt sich mit modernen Gehirnforschungsmethoden, die zeigen, dass die Aktivierung des Gehirns unter Simulationsbedingungen annähernd so intensiv ist wie beim realen Erleben. Dabei wird der Frage nachgegangen, inwieweit neuronale Erregungsmuster auch durch Erinnerungen, Fantasien oder Vorstellungen ausgelöst werden können.

Hufeisen & Gummi

Das menschliche Gehirn kann als Prototyp eines selbstorganisierenden Systems aufgefasst werden. Es besteht aus Milliarden von Systemelementen, den Neuronen und Subsystemen wie neuronale Zellverbände. Zwischen diesen Elementen und Subsystemen liegen sehr dichte Wechselwirkungen vor.

Die Wirkungsweise des einzelnen Neurons, zum Beispiel die „Integration der über die Dendriten empfangenen Signale zu einem Aktionspotential", sowie die der synaptischen, elektrochemischen Signalübertragung mit ihren verschiedenen Rückkopplungs-Schleifen kann als hochgradig nichtlinear gelten. Darüber hinaus überwiegen die systeminternen Verknüpfungen und Elemente, welche „... mit der Selbstreferenz des Systems befasst sind"[12]:

> *„Das zentrale Prinzip der Selbstorganisation besteht darin, dass die Wechselwirkungen zwischen den Elementen eines Systems zu einem kohärenten Verhaltensmuster bzw. einer Ordnungsstruktur führen, die ihrerseits die Verhaltensmöglichkeiten (Freiheitsgrade) der Elemente ... einschränkt. Es besteht also ein kreiskausales Zusammenspiel nicht nur zwischen den Elementen eines Systems, sondern auch zwischen Bottom-up und Top-down-Prozessen: das System erzeugt seine eigenen Verhaltensvorgaben."[13]*

12 Vgl. Schiepek 2004, S. 238
13 Schiepek 2004, S. 239

Eine Vielfalt psychologischer Phänomene fallen durch selbstorganisierte Ordnungsbildung auf wie zum Beispiel Verhaltensmuster, kognitive und affektive Muster, visuelle Wahrnehmung und gruppendynamische Prozesse.

Auf Basis eines selbstorganisierenden Systems dient das Gehirn als Bühne für sämtliche Erkennungs-, Entscheidungs-, Steuerungs- und Handlungsprozesse. Die Eintrittspforten für Signale aus der Umwelt sind unsere fünf Sinne. Dieser Input wird von unserem Gehirn sofort zu einem inneren Bild zusammengefasst und bewertet. Dies geschieht durch die Wechselwirkungen zwischen Großhirnrinde und limbischem System, wobei die einlangenden Informationen mit abgespeicherten Erinnerungen an ähnliche Situationen abgeglichen werden.[14]

Doch der Reihe nach. In seiner Gesamtheit betrachtet lässt sich zwischen zentralem und peripherem Nervensystem unterscheiden. Das Großhirn mit den beiden Hemisphären ist der Hauptteil des Zentralnervensystems. Weitere zentrale Bereiche sind das Zwischenhirn, eine Häufung von Kernen, die auch Thalamus und Hypothalamus umfassen, das Mittelhirn, der Hirnstamm, das Kleinhirn und das Rückenmark.

Dieses Zentralnervensystem ist mit annähernd jedem Winkel des Körpers durch Nervenfasern verknüpft, die das periphere Nervensystem bilden. Diese Nerven übertragen elektrische Impulse vom Gehirn zum Körper und umgekehrt. Die verschiedenen Regionen des Gehirns und des Körpers sind aber auch auf chemischem Wege

---

14 Vgl. Bauer 2006, S. 37

miteinander vernetzt, durch Neurotransmitter, Botenstoffe, Hormone und Peptite.

Im Zentralnervensystem können wir zwischen dunklen (graue Substanz) und hellen (weiße Substanz) Abschnitten unterscheiden. Die graue Substanz beinhaltet Häufungen von Nervenzellen, während die weiße Substanz hauptsächlich aus Axonen und Nervenfasern besteht, die aus den Zellkörpern der grauen Substanz entspringen. Diese graue Substanz kommt in zwei Varianten vor, nämlich entweder als Cortex, wie die Großhirnrinde und die Kleinhirnrinde, oder als Anhäufung von Kernen, wie die Amygdala oder der Thalamus sowie Einzelkerne wie die Substantia nigra.

Der evolutionsgeschichtlich jüngste Teil der Großhirnrinde heißt Neocortex. Der ältere Teil des Cortex wird als limbischer Cortex bezeichnet.[15] Gehirn und Körper stehen über biochemische und neuronale Schaltkreise miteinander in Verbindung. Die zwei Hauptverbindungswege bestehen aus dem peripheren, sensorischen und motorischen Nervensystem, der zweite Weg ist der Blutkreislauf, über den Hormone, Neurotransmitter und Modulatoren befordert werden.

Fast jeder Körperteil kann Informationen an das Gehirn senden. Diese Informationen treten als Signale auf der Höhe des Rückenmarks oder des Hirnstammes in das Gehirn ein. Chemische Stoffe können das Gehirn über den Blutkreislauf erreichen und das Gehirn entweder direkt oder über die Aktivierung bestimmter Gehirnregionen beeinflussen. Umgekehrt kann das Gehirn auf den Körper einerseits über das autonome (Sympathikus,

---

15 Vgl. Damasio 2006a, S. 52 ff

Parasympathikus) und das willkürliche (motorische) Nervensystem und andererseits über das Ausschütten von Hormonen, Transmitter und Modulatoren in den Blutkreislauf einwirken.[16]

Mit modernen Methoden der Gehirnforschung ist es in den letzten Jahren möglich geworden, viele innere Vorgänge auf zellulärer Ebene sichtbar zu machen. Die damit verbundenen Erkenntnisse gestatten völlig neue Interpretationen über unsere grauen Zellen und führen dazu, dass sich die Neurowissenschaft mitten im Umbruch befindet. Vor nicht allzu langer Zeit war beispielsweise noch die Meinung vorherrschend, dass Nervenzellen nicht wachsen können und das Gehirn ein statisches Organ ist. In den letzten Jahren wurde jedoch zunehmend die Plastizität dieses Organs erkannt.

Die Psychotherapie betrachtet die Neurobiologie mit gemischten Gefühlen, fürchtet sie doch, dass die Neurobiologie das Gehirn und den Geist auf elektrochemische Reaktionen reduziert. Interessant ist deshalb, dass ausgerechnet ein Neurobiologe bei den 51. Psychotherapiewochen in Lindau den Psychotherapeuten erklärte, dass „die Seele die Materie des Gehirns gestaltet."[17]

Dieser Neurobiologe war der Göttinger Professor Gerald Hüther, und seine wichtigste Aussage betraf die Neuroplastizität des Gehirns. Diese beschrieb er als erfahrungsabhängige Modifikation und Reorganisation synaptischer Verschaltungsmuster in den höheren assoziativen corticalen Gehirnregionen. Danach wird der Prozess der nutzungsabhängigen Strukturierung, näm-

---

16 Vgl. Damasio 2006a, S. 129
17 Rogosch 2001

lich der Bildung und Eliminierung überschüssiger synaptischer Verschaltungen durch die in der Interaktion mit sozialen Umfeldbedingungen gemachten Erfahrungswerten bestimmt.

Die durch die Interaktionsinhalte ausgelösten Reaktionen des limbischen Systems führen zu einer Ausschüttung von Signalstoffen mit neuroplastischen Wirkungen, wie Transmitter und Hormone. Unter dem Einfluss von Signalstoffen wie Neuropeptide oder Catecholamine, die eine Bildung und Bahnung synaptischer Verschaltungen stimulieren, werden dann intensiv benutzte Nervenzellverschaltungen gefestigt und stabilisiert.[18]

Der Begriff Neuroplastizität umschreibt also die räumliche Auswirkung der Veränderungsfähigkeit von Neuronen und des Gehirnstoffwechsels in Abhängigkeit individueller Erfahrungen im Austausch mit der Umwelt. Jeder auf das Gehirn einströmende Reiz wird mit den bisher gemachten Erfahrungen abgeglichen, wobei zwischen den 100 Milliarden Nervenzellen permanent neue neuronale Verschaltungen entstehen.

Neuronale Verbindungen funktionieren offenbar wie ein Muskel, der ohne Beanspruchung abgebaut und mit intensivem Training stärker wird.[19] Durch die kontinuierliche Interaktion mit Umweltbedingungen kommt es zu einer strukturellen Verankerung als positiv oder negativ empfundener Erfahrungen, die in einem „emotionalen Gedächtnis" für erfolgreiche oder erfolglose Bewältigungsstrategien abgelegt werden.[20]

---

18 Vgl. Hüther 2002
19 Vgl. Groenewold 2005
20 Vgl. Hüther 1996

Mit immer ausgefeilterer Technik ist es den Wissenschaftlern nun möglich geworden, dem Gehirn bei der Aktivierung dieser Bereiche zuzusehen. Moderne bildgebende Verfahren wie die Kernspintomographie, das Magnetic-ResonanceImaging (MRI, fMRI) und der Positronen-Emissions-Tomographie (PET) gestatten ein ungefährliches Darstellen von Gehirnfunktionen und -strukturen.

Diese Verfahren bereichern die Wissenschaft dahingehend, dass die Hirnaktivität bei emotionalen Prozessen direkt sichtbar gemacht werden kann. Mittels PET lässt sich die regionale Aktivität des Gehirnstoffwechsels erkennen, indem nach der Injektion einer radioaktiven Substanz sogenannte PET-Scans Informationen über den Energieverbrauch von Neuronen oder der Veränderung der regionalen Durchblutung Aufschluss geben.[21] Die Aussagekraft solcher bildgebender Verfahren ist vergleichbar mit Satellitenaufnahmen einer Landschaft. Die darauf zu erkennenden Lichter der Großstädte geben zwar keine Auskunft darüber, welche Arbeit darin genau verrichtet wird, sie zeugen jedoch von der besonderen Aktivität, die in diesen Regionen vorherrschen muss.

Dennoch erhält die Wissenschaft mit bisher noch nie dagewesener Exaktheit Einblicke über die Dynamik unserer internen Welt, die bisher nur mit Tierversuchen möglich war. Alle diese internen Vorgänge formen unser räumliches Gehirn im wahrsten Sinne des Wortes. Eine Untersuchung, die bei Londoner Taxifahrern durchgeführt wurde, ergab im Vergleich zur Normalbevölkerung einen deutlich vergrößerten Hippocampus. Je länger

---

21 Vgl. Pinel 1997, zit. nach Baumann et al. 2005, S. 176

jemand Taxifahrer ist, desto größer ist diese Gehirn-region. Bei Jugendlichen etwa kann seit etwa 10 Jahren eine Vergrößerung jener Hirnregion beobachtet werden, die für den rechten Daumen zuständig ist, weil dieser durch die SMS-Messages häufiger beansprucht wird.

Die Liste dieser Beispiele wird immer umfangreicher. Was wir tun, das formt uns auch. Dies bedeutet allerdings, dass diese räumliche Präsenz auf Kosten anderer Regionen geht und dass diese Region auch gebraucht werden will.[22] Das Gehirn ist eine lebenslange Baustelle, in der sich die beteiligten Neuronen stets neu verschalten.

Besondere neuroplastische Qualitäten werden dabei der rechten orbitofrontalen Hirnrinde als dem Zentrum für das „Ich" und dem Hippocampus zugeschrieben, der bei der Bildung und Wiederabruf von Erinnerungen zuständig ist. Bei Aktivierung verändern sich die Stärke der Synapsen, eine stärkere Erregung von Neuronen führt zu einer Verstärkung der Aktivität der dazugehörenden Neuronenverbände, wobei sich nach dem Prinzip des Hebb`schen Lernens (what fires together, wires together) durch sich wiederholende Reizung immer differenziertere Reaktionsmuster herausbilden.[23]

Mit bildgebenden Verfahren lassen sich aber nicht nur die Plastizität und Veränderbarkeit unseres räumlichen Gehirns darstellen, sondern auch die Effekte vieler geistiger Prozesse. Man kann „dem Gehirn bei der Arbeit zugucken", wie dies der Ulmer Neurobiologe Manfred Spitzer ausdrückt, und zwar „während jemand Psalm 23 betet, einmal mit und einmal ohne Inbrunst." Dabei las-

---

22 Vgl. Hüther 2003
23 Vgl. Gottwald 2006, S. 5, vgl. Gottwald 2004, S. 112, vgl. Stijn et al. 2001

sen sich neuronale Schaltmuster in Echtzeit beobachten, die unsere Wahrnehmungen, Bewegungen, kognitiven Leistungen und auch Emotionen umfassen.[24] Spitzer sagt weiters:

> *„Neuronenpopulationen lassen sich auch direkt dabei beobachten, wie sie neue Inhalte lernen.“*[25]

Eine wesentliche Beteiligung bei emotionalen Prozessen wird dem präfrontalen Cortex zugeschrieben. Diese ergibt sich aus seiner besonderen neuroanatomischen Verbundenheit zum limbischen System, insbesondere bei der Emotionsregulation und der Handlungskontrolle. Linksfrontale Bereiche repräsentieren dabei ein Annäherungssystem und das Erleben positiver Emotionen, und rechtsfrontale Regionen repräsentieren ein Rückzugssystem und das Erleben negativer Emotionen.[26]

Wie sehr diese Konstellation für unsere reale Ausgangslage relevant ist, zeigt eine Studie von Rosenkrantz et al., in der ein deutlicher Zusammenhang zwischen präfrontalem Cortex und Immunabwehr herausgearbeitet werden konnte. In dieser Studie wurden die Probanden angewiesen, sich an die glücklichsten Momente und die schlimmsten Momente zu erinnern. Vorher und nachher wurde die neuronale Gehirnaktivität gemessen. Anschließend wurden allen Teilnehmern eine Grippeimpfung verabreicht, deren Antikörperstatus in den nächsten sechs Monaten laufend kontrolliert wurde. Dabei stellte sich heraus, dass jene Probanden, die durch die Verarbeitung ihrer glücklicheren Momente

---

24 Vgl. Mainzer 2005, S. 8
25 Spitzer 2000, S. 86
26 Vgl. Birbaumer & Schmidt 1999, Davidson 1995, zitiert nach Debener 2001, S. 9

eine starke linksseitige Aktivität des präfrontalen Cortex aufwiesen, wesentlich mehr Antikörper gebildet haben als die andere Gruppe.[27]

Weiters konnte bei Versuchen, in denen Buddhisten im Kernspintomographen beim Meditieren untersucht wurden, eine nahezu dauerhafte Aktivität des linken präfrontalen Lappens festgestellt werden, was als deutliches Anzeichen für das Vorhandensein positiver Gefühle angesehen wird.[28]

Ein Wissenschaftsteam untersuchte mittels Kernspintomographie zwanzig Probanden, die seit einigen Jahren täglich buddhistische Meditation praktizierten. Sie fanden heraus, dass Meditation bestimmte Regionen der Großhirnrinde neuroplastisch verstärkt und so die physische Struktur des Gehirns verändert, welche bei nicht meditierenden Personen nicht festgestellt werden konnte.[29]

Nachdem sich schon in früheren Studien Hinweise auf eine starke Aktivität des präfrontalen Cortex in Verbindung mit emotionalen Erlebnisinhalten ergeben haben, insbesondere einer relativ stärkeren linksfrontalen Aktivierung beim Erleben positiver Emotionen und einer stärkeren rechtsfrontalen Aktivierung bei negativen Emotionen, werden diese Befunde nun auch von den bildgebenden Verfahren wie PET oder f MRI unterstützt.[30]

In einer Meta-Analyse über 55 PET und f MRI-Studien konnte veranschaulicht werden, dass insbesondere der mediale präfrontale Cortex eine generelle Rolle bei

---

27 Vgl. Rosenkrantz et al. 2003
28 Vgl. Flanagan 2003, S. 44
29 Vgl. Gray et al. 2005
30 Debener 2001, S. 14 ff

der Verarbeitung von Emotionen spielt, wobei die Emotionsqualität des Ärgers im orbitofrontalen Cortex lokalisiert ist.[31]

Einer der ersten, der vor diesem Hintergrund in den neunziger Jahren die emotionale Erlebnisqualität wieder zu einer Renaissance verhalf, war Antonio Damasio. Mit seinem Werk „Descartes Irrtum" rechnete er mit der traditionellen Trennung zwischen Körper und Geist ab. Auf Basis seiner 1800 Patientendaten umfassenden Datenbank konnte er seine Emotionstheorie entwickeln. Und auch ihm kamen moderne Bildgebungsverfahren zugute, indem sie ihm halfen, das Glücksempfinden exakt sichtbar zu machen. Mit dem Positronen-Emissions-Tomographen konnte Damasio lokalisieren, wo im Gehirn Aktivitäten sichtbar werden, wenn sich seine Versuchspersonen an traurige und glückliche Momente in ihrem Leben erinnern sollten (Abbildung 4).[32]

Die Bilder (Images) wurden im Jahre 2000 im wissenschaftlichen Magazin „Nature" veröffentlicht und erregten dementsprechendes Aufsehen, weil sie mit einer bislang unbekannten Genauigkeit Einblicke in die neuronalen Vorgänge eröffneten, wenn die Menschen Emotionen wie Ärger oder Freude empfinden.[33]

Mit der Sichtbarmachung der inneren neurologischen Vorgänge ist die Hirnforschung – symbolisch gesprochen – an einem Punkt angelangt, an dem das Hufeisen vom Autoreifen abgelöst wird und der Gummi an Bedeutung gewinnt. Der wissenschaftliche Fortschritt macht sichtbar, was Körperpsychotherapeuten immer

---

31 Vgl. Phan et al. 2004, Murphy et al. 2003, zitiert nach Hauswald 2005
32 Vgl. Damasio et al. 2000, S. 1050
33 Vgl. Klein 2002, S. 36

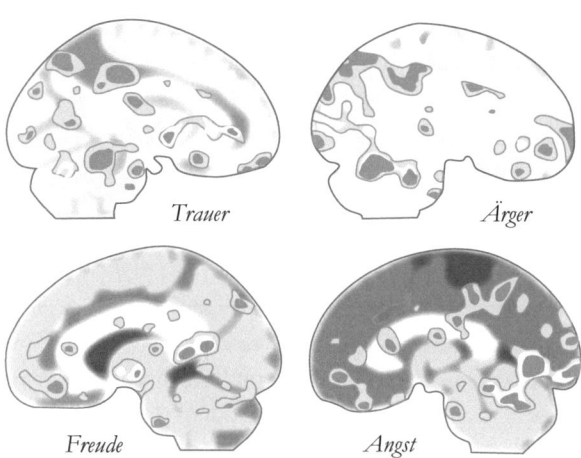

Trauer   *Ärger*

Freude   *Angst*

Abbildung 4: Glück und Ärger im Hirnscan

schon behaupteten, dass psychische Vorgänge stets mit körperlichen Reaktionen verbunden sind. Es bleibt nicht ohne körperliche Auswirkungen, ob bewusst oder unbewusst negative oder positive Erinnerungen, Fantasien oder Vorstellungen wiederholt werden. Geist wird Körper, Körper wird Geist. Eine Trennung zwischen diesen beiden ist wissenschaftlich nicht mehr haltbar.[34] Der Unterschied zu früher ist: früher musste man daran glauben, jetzt beweisen es moderne bildgebende Verfahren.

Geist wird Körper

Die Frage im vorletzten Kapitel war, was denn das einzelne Image beeinflusse. Denn alles das, was das einzelne Image beeinflusst, bestimmt den Verlauf des Zeitpfeils und damit die Summe der Zeiten, die im Zusammen-

---

34 Vgl. Gottwald 2006

hang mit eher positiven neuronalen oder negativen neuronalen Erregungsmustern verbracht werden.

Die Arbeiten vieler Wissenschaftler der letzten zwei Jahrzehnten, die im Bereich Neuroimaging tätig sind und die Forschungen Damasios im Besonderen, sind ein guter Anhaltspunkt für mögliche Antworten. Es geht jedoch nicht darum, Neuroscans als beste Forschungsmethode zu bewundern. Es geht lediglich um das Nebenprodukt der jeweiligen Forschungsschwerpunkte. Denn diese Ergebnisse liefern den für unsere Zwecke wichtigen und sichtbaren Beweis, dass die emotionale Qualität eines Images verändert werden kann, indem rein gedankliche Prozesse, Vorstellungen und Imaginationen neurologische Reaktionen motivieren.

Die moderne Gehirnforschung kann heute bestätigen, dass Imaginationen, Erinnerungen, Vorstellungen und Erwartungen das Gehirn fast in demselben Maße formen wie echte Erfahrungen.[35] Jeder Film oder jedes Buch beinhaltet das Potential, die Fiktion so zu durchleben, als wäre sie wirklich, weil dieselben neuronalen Netzwerke stimuliert werden, die beim realen Erleben aktiv sind.[36] Damit üben sie auch einen lebenslangen Einfluss auf die erfahrungsabhängige Plastizität des Gehirns aus.[37]

Im Jahre 1995 wurden vom italienischen Neurophysiologen Giacomo Rizzolatti die Spiegelneuronen entdeckt. Sie lösen im Gehirn die gleichen neuronalen Erregungsmuster aus, die entstünden, würde man eine Handlung nicht nur sehen, sondern auch selbst erleben.

---

35 Vgl. Roth 2003, zitiert nach Mattanza et al. 2006, S. 210, vgl. Reddemann 2008, S. 149, vgl. Klein 2002, S. 73, vgl. O'Craven & Kanwisher 2000
36 Vgl. Jabbi et al. 2008
37 Vgl. Kosslyn et al. 2001, zitiert nach Milz 2005, vgl. Hüther 2004

Spiegelneuronen lassen uns intuitiv die Stimmungen anderer Menschen wahrnehmen und in subtiler Weise darauf reagieren. Der Neurobiologe Joachim Bauer sagt:

> „Wir erleben, was andere fühlen, in Form einer spontanen inneren Simulation."[38]

Spiegelneuronen ermöglichen es uns, uns in einen anderen Menschen hineinversetzen zu können. Dabei wird alles, was andere vormachen oder zeigen, ob Handlungen, Empfindungen, Gefühle oder Stimmungen auf neuronaler Ebene nachgeahmt.[39] Sie können als die neurobiologische Grundlage für Empathie und Mitgefühl betrachtet werden.

Auch die Forschungsarbeit des amerikanischen Psychologen Stephen Kosslyn widmet sich schwerpunktmäßig dem Thema der Neurobiologie im Zusammenhang mit geistigen Vorstellungen und Imagination. Dieser Zweig erforscht die Auswirkungen von mentalen Vorstellungen und inneren Bildern auf die biologischen Abläufe im Gehirn. Professor Helmut Milz interpretiert Kosslyn anlässlich eines Vortrages bei der 1. Grazer psychiatrisch-psychosomatischen Tagung im Januar 2005 wie folgt:

> „Wenn wir uns ein Objekt vorstellen, dann hat diese Vorstellung weitgehend denselben Effekt wie wenn wir das Objekt wirklich sehen. ... Vorstellungen können neuronale Strukturen aktivieren, welche auch in der Wahrnehmung aktiv sind, und folglich können diese neuronalen Strukturen ihrerseits auch Vorgänge im Körper selbst beeinflussen."[40]

---

38 Bauer 2005, S. 146
39 Vgl. Bauer 2007, S. 25
40 Milz 2005

Dies unterstützt folgenden Schluss: wenn Erinnerungen, Vorstellungen, Fantasien, Rollenspiele, therapeutische Prozesse oder Simulationen emotionale Zustände auslösen, dann lösen sie auch die damit verbundenen neuronalen Erregungsmuster graduell aus. Wenn diese Erregungsmuster ausgelöst werden, dann werden auch die damit konzertierten neurochemischen Prozesse stimuliert. Wenn neurochemische Prozesse aktiviert werden, wird körperliche Materie bewegt. Wenn Erinnerungs- und Vorstellungsinhalte tatsächlich körperliche Realität erzeugen können, dann ist dies ein greifbarer Rohstoff, den es zu raffinieren gilt.[41]

Vom Dünger des Sinns

Ein einzelnes Image lässt sich also nicht nur durch reales Erleben, sondern auch durch die Simulation desselben, durch „so-tun-als-ob", durch Fantasie, Erinnerung oder Vorstellungen verändern.[42] Das bedeutet, wenn sich bei einer Vorstellung Stresshormone ebenso wie körpereigene Opiate und Endorphine aktivieren, dann führt dies zu der Schlussfolgerung, dass jeder mentale Einfluss unser neuronales Netzwerk aufs Neue mitgestaltet. „Sinnloses", sinnvoll eingesetzt, wird so zu konkreter Materie. Also ist alles das, was ein positives neuronales Erregungsmuster auslöst oder erzeugt, wünschenswert. Alles das, was ein positives neuronales Erregungsmuster unterstützt, ist eine Ressource.

Welche Konsequenz können wir daraus ableiten? Diese Erkenntnisse könnten Auswirkungen darauf haben,

---

41 Gottwald 2006, S. 16
42 Vgl. Birklbauer 2008, S. 25 ff

38

wie wir zu all dem stehen, was viele unserer Mitmenschen gerne als „unecht" oder „sinnlos" bezeichnen. Viele Menschen etwa bezeichnen immer noch gerne eine Psychotherapie als etwas Sinnloses. Andere wiederum können sich nur schwer einem Rollenspiel hingeben. Langzeitpaare haben oft das Problem, den Partner mit „neuen Augen" zu sehen und wissen auch nicht, wie die moderne Forschung sie dabei unterstützen könnte.

Wenn die Aussage wahr ist, dass sich positive neuronale Erregungsmuster durch Simulation aktivieren lassen, dann ergibt sich als Konsequenz, dass es Sinn macht, Zeiten zu reservieren nur zu dem alleinigen Zweck, um positive neuronale Ressourcen zu trainieren. Dann macht es Sinn, Zeiten zu reservieren, in denen quasi alles erlaubt ist, was den Nutzen erfüllt, unsere Lebenszeit mit „Endorphinen" zu füttern.

Im Alltag geht es um größtmögliche Zufriedenheit und Selbstakzeptanz. In einer dafür reservierten Zeit allerdings macht es Sinn, absichtlich die Komplexität zu erhöhen, um das neurosomatische System zu trainieren. Da geht es um Rollenspiele, verrückte Sachen machen und darum, seine Grenzen zu erweitern. Dann kommt es nicht darauf an, ob die Dinge real sind, sondern das einzige was zählt, ist die Realität der Endorphine.

Wenn beruflicher Erfolg, ein schönes Bad, eine gestalterische Tätigkeit im Garten, ein positiver Gedanke, eine Fantasie, eine Vorstellung, ein innerer Film oder etwas, was besser ist als erhofft in uns ein positives neuronales Erregungsmuster auslöst, dann ist dies eine positive Ressource. Wenn wir uns beim Meditieren etwas Angenehmes vorstellen und dabei ein annähernd ähnliches positives neuronales Erregungsmuster angeregt wie beim realen Erleben, dann bedeutet dies doch zwingend, dass eine Meditation dann nicht einfach nur eine Meditation ist, sondern eine Ressource, die Materie bewegt. Eine Psychotherapie bedeutet nicht nur eine Veränderung psychischer Prozesse, sondern Bewegung von Materie.

Vereinfacht ausgedrückt werden permanent Leitungen gebaut, Anschlüsse gesucht, Dopamine freigesetzt, Schaltkreise editiert und neuroanatomische Feinstrukturen verändert. Die Simulation ist zwar unecht, was sie im Körper aber auslöst, ist echt.

Das bedeutet wiederum, körpereigene Opiate wie Endorphine müssen nicht unbedingt auf hundertprozentige, möglicherweise umweltkostenintensive Realisierung von Bedürfnissen angewiesen sein, um erlebt werden zu können. Neuronale Schaltkreise sind nicht sonderlich wählerisch, wenn es darum geht, ob sie durch Simulation oder aufwendige Praktiken realisiert werden, es ist ihnen gleichgültig, weshalb sie trainiert werden, wichtig ist, dass sie trainiert werden.

Wenn Endorphine durch Simulation aktiviert werden können, befreit uns das von dem Zwang, jede Fantasie ausleben zu müssen. Das Spiel, die Simulation kann auf diese Weise vom Stigma des „Unechten" befreit werden, weil wir dann gewonnen haben, wenn wir es fühlen und nicht nur unbedingt, wenn wir etwas haben.

Wenn Medizinmänner und Schamanen nach westlichem Verständnis scheinbar sinnlos um einen kranken Menschen herumtanzen, dann hat das den Sinn, diejenigen Muster anzuregen, die in dem Kranken schlummern, um seine körpereigene Opiatstimulation zu fördern, seine Hoffnung zu stärken, seinen Lebensmut zu heben.

Wenn sich die Teilnehmer eines Managementseminars wie verrückt gebärden sollen, dann hat dies den Sinn, sich einem neurochemischen Zustand der Befreiung von konventionellen Normen näher zu bringen. Es hat den Sinn, Grenzüberschreitungen zu simulieren und sie auf neurochemischer Ebene zu stabilisieren. Wenn wir von Befreiung sprechen, sprechen wir von freigesetzten Neurotransmittern, Botenstoffen und körpereigenen Opiaten.

Der Unsinn wird zum Dünger des Sinns. Das „sinnlose" Spiel wird zu einem wichtigen Instrument, indem es nach unseren verborgenen und gut chiffrierten „roten Knöpfen" scannt. Der Nonsens wird zur Quelle der Vernunft, das Chaos zum Detektiv unseres Unterbewusstseins. „Lachen" ist plötzlich nicht mehr nur lustig, sondern macht unerwartet auch Sinn. Dann macht es plötzlich auch Sinn, sinnlos zu lachen. Weil es Baumaterial für die Gegenwart bedeutet, Brennholz für die Seele, guter Stoff für den Zeitpfeil.

Der Sinn des Unsinns ist die Versorgung mit Endorphinen, deren Ursprung sich aus den Quellen der eigenen Historie ergibt. Es ist die Rohstoffförderung aus den verschütteten Erdreichen unserer Seele. Das spielerische „so-tun-als-ob" wird dann zum kleinen Hilfsfallschirm, der keine andere Bedeutung hat als genau diese, nämlich das Öffnen des Hauptfallschirms sicherzustellen.

Zeitfusion

Was hier im vorigen Kapitel ein wenig provokativ angeklungen ist, ist die naturwissenschaftliche Version jener biblischen Aussage, wonach ein Glaube von der

Größe eines Senfkorns Berge versetzen kann, mit dem Unterschied, dass hier kein Glaube mehr vonnöten ist.[43]

Das bedeutet nun nicht, bei jeder Simulation, bei jedem Reiz, jedem Kinofilm zwingend in einen Zustand heller Verzückung zu geraten. Auch bedeutet es nicht, beim Anblick von Leid in den Medien in einem Meer voller Empathie zu versinken, sondern lediglich, dass das Gehirn das Potential dafür aufweist, wenn der Fall eintritt, dass wir keinen Grund finden, es nicht zu wollen.

Das Potential einer Meditation, einer Fantasie oder einer Vorstellung im Rahmen eines Rollenspiels oder einer Therapie zu unterschätzen bedeutet in Zukunft nur mehr, in irgendeiner Weise verhindert zu sein, sich dieser Vorstellung hingeben zu können oder zu wollen.

Mitverantwortlich für die Fähigkeit, sich dafür oder dagegen zu entscheiden, sind Gehirnregionen, die gelernt haben, eine graduelle Regulation der emotionalen Reaktionstiefe zu erlauben. Zum Beispiel bewirkt der präfrontale Cortex eine Impulskontrolle, eine Art Überwachung jener Emotion, die sich bei einem bestimmten Impuls anschicken könnte, ausgelöst zu werden. Die Programmierung dieser Gehirnregionen übernehmen wir selbst. Besser gesagt, die Programmierung passiert uns. Zeitfusion spielt dabei eine bedeutende Rolle.

Was ist Zeitfusion?

Für wissenschaftliche Untersuchungen werden Emotionen einerseits durch das Präsentieren von Filmen und Bildern mit emotional angenehmen oder unangenehmen Inhalten induziert, oder durch Erinnerungen und

---

43 Matthäus 17, Vers 20-21, rev. Elberfelder Übersetzung

fantasiehaften Vorstellungen. Die Probanden werden aufgefordert, sich gewisse Bilder vorzustellen oder sich an gewisse Situationen und Objekte zu erinnern.

Was machen Versuchspersonen im Positronen-Emissions-Tomographen, wenn sie sich an traurige oder glückliche Momente ihres Lebens erinnern? Sie schürfen im körpereigenen Bergwerk. Was findet dabei statt? Eine Überlagerung der Gegenwart mit anderen Zeitausschnitten. Sie spielen „künstlicher Zufall", indem sie Assoziationen simulieren, die normalerweise nur in der „freien Wildbahn" vorkommen.

Dabei versucht das Gehirn, die mit diesem Inhalt verbundenen neurologischen Erregungsmuster samt der damit in Zusammenhang stehenden Neurochemie zu reaktivieren. So wird beim Erinnern ein früherer neuronaler Erregungszustand vor dem Hintergrund gegenwärtiger Rahmenbedingungen angeregt.

Es passiert Zeitfusion.

Unter Zeitfusion verstehe ich eine Wechselwirkung aus mindestens zwei Zeitzonen, bei der bewusste und unbewusste Erinnerungskomponenten vergangener Zeitintervalle in gradueller Form in der Gegenwart wirksam werden. Dabei wird die Gegenwart mit – individuell modifizierten – Datenauszügen der Vergangenheit verschmolzen.

Mit jedem in einer erneuten Interaktion auftretenden Erinnerunges- oder Vorstellungsimpuls werden die zu einem in der Vergangenheit liegenden Erlebenszeitpunkt vorherrschenden neurosomatischen Erregungsmuster graduell wiederaktiviert. Damit wird die Erinnerung zu einem fundamentalen Bestandteil jener Einflussfaktoren, die wesentlich zur Wahrscheinlichkeit beitragen, wie sich das einzelne Image materiell verändert. Die Erinnerung wird zu einer Fusion der Zeit, die als solche den Inhalt des einzelnen Images beeinflusst.

Nach dem Münchner Psychologen Ernst Pöppel gibt es keine Wahrnehmung ohne Gefühl oder Erinnerung und kein Gefühl ohne Gedächtnis, es gibt kein Wollen ohne Erinnerung.[44] Jedes Wissen ist erinnern, jedes Erkennen ist erinnern. Jede Gewohnheit ist eine Erinnerung des Körpers und wenn wir uns ärgern, dann deshalb, weil das Gehirn die Gründe dafür wiedererkennt. Selbst dem „Neuen" nähern wir uns mit den Mitteln des „Bekannten".

Dabei ist der Großteil der gespeicherten Erinnerungen nicht für den bewussten Wiederabruf codiert. Die damit verbundenen Reaktionen lösen sich nur indirekt aus, wenn Teilbereiche einzelner Situationen unbeabsichtigt „rote Knöpfe" berühren.[45] Wird so ein „roter Knopf" berührt, löst dies einfache Zeitfusion aus.

Es kommt zu einer Überlagerung der Gegenwart mit vergangenen Aktivitätsmustern, was bedeutet, dass in einer Episode, in der in welcher Form auch immer Erinnerungen einfließen, sich auch neurochemische Zustände aktivieren. Das betrifft auch die Art des Denkens, Entwürfe, Zukunftspläne und Erwartungen im selben Maße, weil es das Werkzeug des Erinnerns ist, mit dessen Hilfe wir eine Gegenwart betrachten, Schlussfolgerungen ziehen, die Zukunft planen oder erwarten.

Doch das, was wir erinnern, muss nicht immer die Wahrheit sein. Unsere Erinnerungsfunktion ist ein sehr

---

44 Vgl. Pöppel 1997
45 Vgl. Herzlieb 2004, S. 27 f

44

unzuverlässiges Instrument. Bei der Erinnerung an Situationen verdrehen wir gerne mal die Fakten. Wir neigen zwar selten dazu, den grundsätzlichen Trend der emotionalen Himmelsrichtung umzukehren, aber wir verwenden Beschönigungsverfahren, welche das Erlebte in eine gewünschte Richtung auswerten.

Amerikanische Psychologen haben das Phänomen der Pseudoerinnerungen untersucht und herausgefunden, dass unser Gehirn bei der Genauigkeit der Abspeicherung von erlebten Fakten von bestimmten Stimmungslagen abhängig ist.[46] Für die Erinnerung spielt es eine Rolle, in welcher Stimmungslage die erlebten Situationen abgespeichert wurden. Umgekehrt wird eine Erinnerung umso wahrscheinlicher, je mehr sie der Valenz der momentanen Stimmung entspricht.

Ob nun eine Erinnerung manipuliert ist oder nicht, spielt für die Zeitfusion selbst keine Rolle. Denn die mit einer Pseudoerinnerung gekoppelten emotionalen Valenz löst ebenso wie eine korrekte Erinnerung Zeitfusion aus. Ob ein positives oder neuronales Erregungsmuster durch eine Fiktion oder durch etwas real Erlebtes in der Gegenwart überlagert wird, ist unerheblich. Aber es ist ein Hinweis dafür, wie sich der Selbstorganisationsprozess gestaltet.

Zusammenfassend bedeutet Zeitfusion, dass in einer Gegenwart die mit dem Wahrnehmen, Denken, Fühlen und Handeln verbundenen Aktions- und Reaktionsprozesse mit den neurochemischen Inhalten vergangener Zeitscheibenpopulationen durchwachsen sind.

---

46 Vgl. Storbeck et al. 2005

Fuzzy Layers

Die Frage, die sich dabei stellt, ist, bis zu welchem Grade Vorstellungen und Erinnerungen körperliche Reaktionen auslösen können. Es ist die Frage nach der Schärfe oder Unschärfe, mit der sich Überlagerungen in der Gegenwart abbilden.

Betrachten wir zwei Extremwerte. Würden Erinnerungen von Versuchspersonen im Scanner derart deutlich sein, dass sie einem historischen Erleben zu hundert Prozent entsprächen (was bedeuten würde, dass der Grad des Vergessens gegen ein Minimum konvergiert), so würde dies die totale Dominanz der Vergangenheit in der Gegenwart bedeuten. Und dies muss ein äußerst unwahrscheinliches, wenn nicht unmögliches Ereignis sein. Denn es würde bedeuten, dass sich die neuronalen Erregungsmuster jener Vergangenheit exakt in die Gegenwart überlagern. Nicht unwahrscheinlich dagegen ist eine Approximation, eine graduelle Angleichung an das damalige Empfinden, abhängig von der Stärke der Prägung zum Erlebenszeitpunkt.

Erinnerungen werden aber auch eingebettet in unsere Fantasien und Vorstellungen. Denn auch Fantasien und Vorstellungen, welche nie real erlebt wurden, setzen sich aus Erregungsfragmenten zusammen, die in der Vergangenheit schon partiell erlebt oder gedacht wurden, mit denen schon eine ähnliche geistige Konfrontation stattgefunden hat. Im Gehirn findet dabei ein Umbau sowie eine Komplettierung unvollständiger Teile statt.

Wer sich etwas im Geiste ausmalt, tut dies mit den Puzzlestücken aus der Bibliothek des Erinnerns, wobei sich bei der Vorstellung zukünftiger Ereignisse die gleichen Gehirnregionen aktivieren, die sich beim Erinnern an vergangene Ereignisse aktivieren.[47]

Dabei werden jene emotionale Valenzen angeregt, die mit diesen Erinnerungen verbunden sind. Und dies hat konkrete Auswirkungen: der Blutfluss verändert sich graduell, indem er verstärkt oder gedrosselt wird. Muskeln ziehen sich zusammen oder erschlaffen, Botenstoffe verändern Zellaktivitäten, was wiederum Einfluss darauf hat, auf welche Weise Proteine und Salze, Stoffwechselprodukte und Gase in Zellen diffundieren. Die Oberflächenspannung der Zellmembran und ihre elektrische Ladung verändert sich, „cell assemblies" treten miteinander in Wechselwirkung und lösen Kaskaden biochemischer Reaktionen aus, die sich bis auf die Genebene hinab auswirken.[48]

Durch Überlagerungen der Gegenwart mit Fragmenten aus der Vergangenheit wird neuronale Realität, eine Vorstufe der physischen Wirklichkeit, produziert. Diese Überlagerungen sind jedoch niemals exakt, sondern immer manipuliert und ungenau. Sie gleichen eher Datenwolken, die sich über die Gegenwart legen. Ich nenne sie Fuzzy Layers, weil sie den gegenwärtigen Zeitpfeil mit unscharfen Erregungsmuster vergangener Assoziationen überlagern.

Die Stärke der mit der Überlagerung verbundenen emotionalen Valenz kann unterschiedlich ausfallen und mit ihr auch die Intensität der Veränderungen, die mit einer Körperzustandsveränderung verbunden ist. Ist das Auftreten einer Emotion, deren Maximalintensität $E = 1$

---

47 Vgl. Tschacher 1997, zitiert nach Storch 2002, vgl. Szpunar et al. 2007
48 Vgl. Rosenberg 1992, S. 23

sein kann, zum Beispiel E = 0.2, dann ist auch die biologische Reaktion sehr wahrscheinlich eine an der Intensität des Auftretens dieser Emotion angepasste Reaktion.

Abhängig von der Dauer und der Intensität der mit der Überlagerung verbundenen Anreizen versucht das Gehirn die Aktivitätsmuster an jene neuronalen Erregungsmuster anzugleichen, die beim Erlebniszeitpunkt vorherrschend waren.[49] Dabei scheint es die Strategie vom Ganzen zum Detail zu verfolgen. Indem es zuerst nur die allgemeinen Informationen aus dem Umfeld des Ereignisses abruft, stimuliert es immer mehr Detailerinnerungen und dies so lange, bis es einem bestimmten Niveau des ursprünglichen Erregungsmusters nahekommt.

Der totalen Erinnerung, dem „total recall" würde eine Zeitfusion vom Grade tf=1 (tf = timefusion) entsprechen. Im Gegensatz dazu würde eine Person, welche nicht in der Lage ist, sich bewusst oder unbewusst an etwas zu erinnern, auch keinerlei Überlagerungen bilden können. Ein Mensch komplett ohne Erinnerungen bedeutet: keine Zeitfusion.

Zeitfusion bedeutet also ein materielles Verschmelzen von Gegenwart und Fuzzy-Auszügen aus der Vergangenheit. Unter der Annahme, dass sich graduelle, unscharfe Überlagerungen in einem Wertebereich von tf={0,1} abspielen können, kann ein Fuzzy Layer zwar zu 1 konvergieren, aber niemals 1 sein. Je nach Intensität und Menge der beteiligten Fuzzy Layers einer Gegenwart wird das dynamische Potential der Materie eines Images bewegt.

---

49 Vgl. Polyn et al. 2005

Triviale Zeitfusion

Die einfache Fuzzy-Überlagerung der Gegenwart mit einer bewussten Erinnerung oder Vorstellung ist eine triviale Form der Zeitfusion. Bewusste Erinnerungs- oder Vorstellungsleistungen in einem PET-Scanner sind Beispiele für künstliche triviale Zeitfusion.

Wie sich eine momentane Imagesequenz unter dem Einfluss einer trivialen Zeitfusion verändert, ist auch individuell erfahrbar. Diese Erfahrbarkeit funktioniert mit negativen Vorstellungen und Erinnerungen gewöhnlich besser als mit positiven Inhalten. Unter anderem mag dies damit zusammenhängen, dass uns die Standardeinstellung der Evolution gerne mit negativem Vorzeichen ausgestattet hat.[50] Die Vorstellung eines Unglücks bewegt uns oft intensiver als die Vorstellung des Glücks. So bedarf es vielleicht einiger Übung, um sich als Lottogewinner zu sehen, aber die Vorstellung, mit dem Finger einer laufenden Kreissäge zu nahe zu kommen, verbunden mit dem Geräusch derselben, aktiviert relativ zuverlässig und schnell sämtliche Alarmglocken.

Und obwohl die Vorstellung nicht real ist, beeinflusst sie die Gegenwart und damit das Image. Ein Vergleich der Fuzzy-Amplitude, welche die Vorstellung, ein Lottogewinner zu sein, auslöst, mit jener, welche die laufende Kreissäge entfacht, vermittelt eine Idee vom Grad der Unschärfe, mit der die damit verbundenen neuronalen Erregungsmuster die Gegenwart überlagern.

Würde jeder Zeitscheibe ein Fuzzy-Smiley zugeordnet werden, dann wäre das Smiley mit positiver Mimik bei der Vorstellung „Lottogewinner" zwar präsent, aber

---

50 Vgl. Gottwald 2004, S. 119, LeDoux 2001, S. 22

matt präsent. Im Gegensatz dazu wäre das Smiley mit negativer Mimik bei der Vorstellung „Kreissäge" sehr viel deutlicher vergegenwärtigt.

Im Gegensatz zur künstlichen trivialen Zeitfusion steht die natürliche triviale Zeitfusion. Dieser Begriff umfasst alle jene Fuzzy-Überlagerungen, die sich im Interaktionsverlauf realer Situationen einstellen können. Ob die Gänsehaut beim Hören des Lieblingsliedes, ein bestimmter Duft, der Gedanke an das nächste Weihnachtsfest, der Klang der Kreide auf der Schultafel, all dies spielt sich in Verbindung mit trivialer Zeitfusion ab.

Ein Beispiel für natürliche triviale Zeitfusion liefert folgendes: Herr A liegt in der Sonne, denkt an das Ozonloch und befürchtet Hautkrebs. Herr B liegt in der Sonne und genießt die Ruhe und Wärme. Vielleicht hat Herr A kurz zuvor eine Person mit einem sonderbaren Muttermal vorbeigehen sehen, die für ihn der Impuls war, sich an eine kürzlich ausgestrahlte Filmdokumentation über den Klimawandel und die starke Zunahme von Hautproblemen zu erinnern. Vielleicht hat dieses Muttermal aber auch Herr B gesehen, nur hat er nicht die innere Übung, diese Interpretation aus der Beobachtung abzuleiten. Beide überlagern ihre Gegenwart auf implizite und daher unbewusste Art und Weise mit ihnen vertrauten Mustern.[51] Wir erwarten die Zukunft mit den Mitteln der Vergangenheit.

Oder nehmen wir an, die reale Lebenssituation ist ein Kinobesuch mit dem Titel „Men in Black". Der Film wird von jedem einzelnen Besucher mit einem individuellen, für diese Person bei lustvollem Zeitvertreib üblichen

---

51 Vgl. Maxeiner 1993, S. 10

50

neuronalen Erregungsmuster durchlebt und ist ein gutes Beispiel dafür, wie sich Realität und Fiktion überschneiden können. Natürlich handelt es sich dabei um einen völlig futuristischen, unrealistischen Streifen aus dem Jahre 1997, mit Tommy Lee Jones und Will Smith in den Hauptrollen.

Mitten im bewegenden Kampf mit den sich noch aus unerklärlichen Gründen absetzenden Außerirdischen versetzt uns der Film in die nächtliche Skyline von New York. Die Kamera schwenkt und plötzlich erblickt der Betrachter zwei sich vom Hintergrund scharf abgrenzende große Gebäude - die Zwillingstürme. Das in den Gebäuden brennende Licht lässt darin arbeitende Menschen vermuten, deren Handlung real und in keinem Drehbuch zu finden war.

Dies ist der Moment der trivialen Zeitfusion. Für einen kurzen Augenblick überlappen Fragmente der Realität die futuristische Handlung. Dann ist die Szene auch schon wieder vorbei, nicht ohne mehr oder weniger merklich die mit dieser Erinnerung verbundenen neuronalen Erregungsmuster unscharf ausgelöst zu haben. Denn jeder weiß, damals standen die Türme noch zu einer Zeit, in der Osama bin Laden keine dramatische Rolle auf der Weltbühne spielte.

Der Begriff 9/11 ist ein bitteres, aber gutes Beispiel für Zeitfusion, die zumindest in unseren Breiten Assoziationen an den Terror weckt. Intensität und Aktivitätsdauer der sich daraus ergebenden Fuzzy Layers sind abhängig vom zugrundeliegenden Grad an Betroffenheit, der mit diesem Impuls verbunden ist, etwa, wenn sich zum Zeitpunkt des Anschlages auch noch ein guter Bekannter im Gebäude aufgehalten hat.

Die die Entscheidung jedoch, überhaupt ins Kino zu gehen, war möglicherweise ein unsicheres Ereignis. Unter Umständen wurde vorher heftig darüber diskutiert, ob nicht ein delikates Essen beim Japaner verlockender wäre. In diesem Falle wäre zum selben Zeitpunkt der Zeitpfeil nicht mit dieser Form der Zeitfusion perturbiert und folglich das momentane Image nicht auf diese Weise verändert worden.

Weitere Beispiele für natürliche triviale Zeitfusion möchte ich dem Spielfilm „Die Truman Show" entnehmen, weil er treffend Situationsmuster beschreibt, die sich im realen Leben vielfach, ähnlich und täglich wiederholen. In dem Film mit Jim Carrey und Laura Linney wird deutlich, wie Zufälle künstlich herbeigeführt werden können, um einer bestimmten Zielsetzung zu entsprechen. Nämlich um den Hauptdarsteller, Truman Burbank, entweder von einer gewissen Handlung abzuhalten oder ihn zu einer Einstellungsänderung zu bewegen.

Die künstliche Küstenstadt „Seahaven" dient als Kulisse für eine Welt, in der alles täuschend echt aufbereitet ist. Alle Freunde sind Schauspieler, selbst seine Frau Meryl, die sich im Auftrag von Christof, des Produzenten der Show ein Kind von Truman wünscht, ist eine Schauspielerin. Und dies wäre ja auch prinzipiell ein lustvoller Gedanke, wenn da nicht ein Haken wäre: Truman weiß von all dem nichts. Für ihn ist diese Welt real, die Beziehungen real, seine Ängste real. Er hat keine Ahnung von der 24-Stunden-Show, deren Zuseher seine ersten Schritte miterlebten und seinen ersten Kuss am Bildschirm verfolgten.

Christof sitzt im Mondstudio und verwaltet das Schicksal Trumans. Indem er seinen Vater vor seinen

Augen ertrinken ließ, erzeugte Christof eine Angst vor Wasser mit dem Ziel, Trumans Bestreben, in die weite Welt zu reisen, entgegenzuwirken. Um Angst und Schuldgefühle wachzuhalten, werden bewusst „zufällige" Momente hergestellt, die für Truman eine Konfrontation, aber keine Lösung und Heilung beinhalten können.

So wird ihm von seiner Versicherungsgesellschaft unter Androhung der Sicherheit seines Arbeitsplatzes der Auftrag erteilt, mit der Fähre einen potentiellen Kunden aufzusuchen. Schlimm genug für Truman, sich überhaupt auf den zum Schiff führenden Steg zu wagen, wurde von der Regie noch ein kunstvoll gesunkenes Ruderboot am Steg angebracht, ab dessen Anblick der arme Truman nun endgültig den Rückzug antritt.

Überhaupt wird keine Gelegenheit verabsäumt, weder von Maryl noch von Trumans Mutter, die sensible Datenblase „durch meine Schuld ertrunkener Vater" durch beiläufiges Erwähnen in die Gegenwart zu überlagern. Mit einem Großaufgebot an Hinweisen, angefangen von Meldungen im Radio, über Gespräche mit seinem besten Freund Marlon bis zu TV-Serien will sich die Regie gegen Trumans Bestreben absichern, nach Fidschi zu reisen. Welches Reisebüro wäre so geschäftstüchtig, neben dem Schalter ein Plakat mit der Aufschrift „It could happen to you!" anzubringen, auf dem ein Blitz gezeigt wird, der sich gerade genüsslich durch einen Flugzeugflügel bohrt?

Die Verbindung mit den neuronalen Erregungsmustern wird deutlich, weil die Gegenwart einer reisewilligen Person, die sich sowieso schon überwinden musste, um an dieser Stelle zu stehen, in diesem Moment mit einem angsterzeugenden Vorstellungsbild überlagert wird. Die

Imagesequenz dieser Situation und somit die Gegenwart ändern sich, sofern keine ausreichenden Copingstrategien greifen.

Es ist natürlich unrealistisch, anzunehmen, ein Reisebüro würde sich ein derart schädigendes Plakat in die Verkaufsräume hängen. Doch verändern wir ein wenig die augenblicklichen Feldinhalte der dargestellten Reisebüro-Formel und abstrahieren das zugrundeliegende Muster, dann zeigt sich ein Bild, welches sich durchaus häufig im realen Leben abspielt.

Das Bild einer Person mit latenter Reiseangst, die sich zu einer Reise entschlossen hat und im Begriff ist, in ein Flugzeug zu steigen, ist ein statistisches Faktum. Wenn nun just zwei Tage vor dem Reiseantritt eine Boing 747 über dem Atlantik abstürzt, dann kann davon ausgegangen werden, dass die zeitliche Nähe dieses Ereignisses nicht künstlich herbeigeführt ist.

Die Menge jener Personen, die im zeitlichen Umfeld von Flugzeugabstürzen eine Reise antreten, ist dahingehend betroffen, dass deren Gegenwart mit neuronalen Erregungsmustern, die für eine „Risiko-Datenblase" stehen, mehr oder weniger dominant überlagert wird. Es passiert natürliche triviale Fuzzy-Zeitfusion.

Natürliche triviale Zeitfusion meint, dass aktuelle neuronale Erregungsmuster einzelner Images sich verändern, weil die Konfrontation mit einem Objekt ein mit diesem Objekt verbundenes neuronales Erregungsmuster unscharf in die Gegenwart überlagert.

Komplexe Zeitfusion

Die einfache Fuzzy-Überlagerung der Gegenwart, ob nun künstlich oder natürlich ausgelöst, ist eine triviale

Form der Zeitfusion. Doch die Fülle der zu verarbeitenden Informationsmenge zu jeder Sekunde führt zu einer komplexen Form der Zeitfusion.

Triviale Zeitfusion funktioniert deshalb, weil der Mensch von klein auf lernt, zu jedem Objekt der Welt, zu jeder Situation, eine gewisse emotionale Reaktion zu entwickeln. Lernen findet über Informationsverarbeitung statt. Dabei werden alle über die Sinne eintreffenden Informationen vom Gehirn in bioelektrische Impulse umgewandelt, welche ihrerseits wiederum als Basis für weiterführende innerkörperliche Informationsverarbeitungsprozesse dienen.

Die Menge aller Möglichkeiten, die von „außen" über die Sinne oder von „innen" über Körpersignale oder Gedanken aufgenommen werden könnten, unterscheidet sich dabei deutlich von der Menge, die aufgenommen werden kann. Um dieser knappen Ressource optimal zu entsprechen, hilft sich das Gehirn, indem es von allen Objekten, mit denen es zu tun hat, kategoriale Prototypen anlegt. Nicht nur greifbare Objekte, sondern auch alltägliche Ereignisse, Reaktionsmuster, Situationen oder Verhaltensweisen wie beispielsweise Sprechgewohnheiten können dabei als Objekte angesehen werden.[52]

Mit der Zeit stabilisieren sich emotionale Beziehungen und somit auch bestimmte neuronale Erregungsmuster, welche über ein grundsätzliches „eher darauf zu" oder ein „eher davon weg" entscheiden. Antonio Damasio drückt den Zusammenhang zwischen kategorialer Erfahrungsbildung und emotionaler Koppelung wie folgt aus:

---

52 Vgl. Wagner 2006, vgl. Damasio 2006a, S. 248

„Im Zuge ihrer Entwicklung und Interaktion erwerben Organismen faktische und emotionale Erfahrung mit verschiedenen Objekten und Situationen in der Umwelt und haben daher Gelegenheit, viele Objekte und Situationen, die ursprünglich emotional neutral sind, mit Objekten und Situationen zu assoziieren, die von Natur aus dazu vorgesehen sind, Emotionen auszulösen. Solche Assoziationen werden durch eine Form des Lernens hergestellt, die als Konditionierung bezeichnet wird. Wenn ein neutrales Haus dem Haus ähnelt, in dem Sie eine glückliche Kindheit verbracht haben, kann Ihnen das neue Domizil ein Wohlgefühl einflößen, obwohl Ihnen dort noch nichts besonders Angenehmes widerfahren ist. Entsprechend kann Ihnen das Gesicht eines wunderbaren unbekannten Menschen, wenn es zufällig jemandem ähnelt, mit dem Sie ein schreckliches Ereignis assoziieren, Unbehagen oder Zorn einflößen.“ [53]

Triviale Zeitfusion passiert dann, wenn eine Gegenwart mit einem neuronalen Erregungsmuster eines Objektes der Vergangenheit überlagert wird. Praktisch jede Konfrontation mit einem Objekt wird von einer Reaktion des emotionalen Apparates begleitet.[54] Ist dieses Reaktion jedoch überdurchschnittlich, dann beschreibt dies einen Zusammenhang, der von Antonio Damasio „somatischer Marker“ genannt wird.

Somatische Marker sind ein biologisches Bewertungssystem, welches im präfrontalen Cortex entsteht. Darin laufen Signale von allen Sinnesorganen und Körperteilen ein, werden Vorstellungsbilder aktiviert und sekundäre Emotionen erzeugt.

---

53 Damasio 2006b, S. 76
54 Vgl. Damasio 2006b, S. 77

In der Fachliteratur wird im allgemeinen zwischen Emotion, Gefühl, Stimmung und Affekt unterschieden. Im Unterschied zu Emotionen sind Stimmungen weniger intensive, längerfristigere ungerichtete Zustände, während Emotionen intensive, eher bewertende auf ein bestimmtes Objekt gerichtete Körperzustände sind. Der Affekt ist ein sehr kurz und intensiv empfundener Zustand mit ausgeprägter Verhaltensneigung. Das vom Volksmund als Gefühl bezeichnete Empfinden gibt wieder, wie ein Inhalt erlebt wird, es ist sozusagen ein Gefühlsecho.[55] Gefühle sind die Bewusstwerdung der Emotion, sie sind gefühlte Gefühle.

Damasio unterscheidet zwischen drei Emotionstypen, den primären oder universellen Emotionen wie Freude, Trauer, Furcht, Ärger, Überraschung und Ekel und den sekundären oder erworbenen Emotionen wie Stolz, Verlegenheit, Eifersucht und Schuld. Darüber hinaus postuliert er das Hintergrundempfinden wie Wohlsein, Unwohlsein, Anspannung, Harmonie, Dissonanz, Lethargie, Ruhe etc., die eine Vorstellung von der generellen Stimmung und Verfassung des Menschen vermitteln.[56]

Die zeitlichen Profile für Emotionen sind unterschiedlich, zeigen aber ein „pulsatiles Muster". Einige Emotionen wie Ärger, Ekel oder Überraschung beginnen ziemlich schnell, erreichen einen Intensitätsgipfel und fallen dann wieder schnell ab. Andere Emotionen zeigen ein wellenartiges Muster. Dazu gehören zum Beispiel die Hintergrundgefühle. Hintergrundemotionen äußern

---

55 Längle 2003, S. 187
56 Vgl. Siebert 2003, S. 4

57

sich in unauffälligen Details in der Körperhaltung, an der Kontraktion der Gesichtsmuskeln und an der Art der Augenbewegungen.

Im Gegensatz zu den Primäremotionen sind die sekundären Emotionen in bestimmten Strukturen des präfrontalen Cortex repräsentiert und nur in den Grundzügen biologisch-genetisch determiniert. Hier werden die spezifischen synaptischen Verschaltungen in Abhängigkeit der individuellen Entwicklung als Reaktion auf einen individualsozialen Kontext ausgebildet. Diese Strukturen stehen in Verbindung mit den wichtigsten, für Wahrnehmung und Vorstellung zuständigen sensorischen Rindenfeldern und unterhalten ausgeprägte Verschaltungen zum limbischen System, indem sie das Ergebnis ihrer Bewertungen dem System der primären Emotionen vermitteln.[57]

Sekundäre Emotionen kommen bei Neugeborenen gar nicht vor, beim erwachsenen Menschen machen sie aber einen Großteil aller emotionalen Erfahrungen aus. Sie unterscheiden sich nicht fundamental von Primäremotionen sondern drücken sich über den Mechanismus der Primäremotionen aus. Somatische Marker und sekundäre Gefühle werden erst durch Erfahrung erworben, die sich innerhalb des Spannungsbogens zwischen äußeren Einflüssen wie Objekte, Ereignissen, aber auch sozialen Konventionen, Regel-, Werte- und Glaubenssystemen entwickeln. In die somatischen Marker eingebettet sind nicht nur die bewussten Prozesse, sondern auch unsere unbewussten geistigen und körperlichen Wahrnehmungen, unsere Erinnerungen, Entwürfe und

---

57 Vgl. Piecha 2000

unsere internen Statistiken, die wir zur Beurteilung der Welt erstellen. Die meisten somatischen Marker sind

> „... im Laufe unserer Erziehung und Sozialisation im Gehirn entstanden, indem wir bestimmte Klassen von Reizen mit bestimmten Klassen von somatischen Zuständen verknüpft haben."[58]

Somatische Marker bezeichnen gespeicherte neurochemische Korrelate von Körperzuständen, die bei einem Erinnerungsvorgang oder einer Vorstellung wieder in Form eines fuzzigen, unscharfen Recalls in der Gegenwart ausgelöst werden. Insofern fungieren sie als Fuzzy Layers mit besonders hoher Ausprägung. Als Erinnerungen des Körpers aktivieren sie sich dann, wenn die neuronalen Speicherorte der mit bestimmten Gefühlen verbundenen Themen, Objekten und Gedanken stimuliert werden.

Und das hat weitreichende Auswirkungen auf das alltägliche körperliche Erleben. Denn wenn jede Erinnerung für eine emotionale Richtung steht, und jede emotionale Richtung für ein bestimmtes neuronales Erregungsmuster, dann werden ständig neuronale Prozesse editiert.

Das bedeutet, jedes emotional besetzte Objekt oder jede emotional besetzte Situation kann das einzelne Image durch Zeitfusion verändern. Indem sich Erinnerungsschleier in Gestalt von Fuzzy Layers über die Gegenwart legen, verändern sich die dazugehörigen neuronalen Erregungsmuster.

Komplex wird es dann, wenn die in einer Situation enthaltene Menge einfacher Zeitfusionen in nichtlinearer Weise miteinander wechselwirken. In diesem Fall

---

58 Damasio 2006a, S. 243

könnte es sich um ein wechselwirkendes System von Überlagerungen handeln, die selbst schon Gegenstand von Überlagerungen waren, also ein nichtlineares System von „Fuzzy Layers" von „Fuzzy Layers" von „Fuzzy Layers". In jedem einzelnen Fuzzy Layer sind aber neuronale Erregungsmuster codiert, die graduell wiederaktiviert werden.

Komplex wird es weiters dann, wenn die Gründe dafür, warum bestimmte Fuzzy Layers sich aktivieren, aus einer Mischung mehrerer Komponenten besteht. Wenn sich entweder Zufall und Gewohnheit in die Hand spielen und damit einen emotional besetzten Einfluss auf den gegenwärtigen Verlauf des neuronalen Erregungsmusters nehmen. Wenn sich Fuzzy Layers durch eingespielte Muster selbst wahrscheinlich machen, was unter alternativen Entscheidungs- oder Rahmenbedingungen so nicht stattgefunden hätte.

Als Beispiel für komplexe Zeitfusion kann die Art und Weise dienen, welche Wortwahl oder welche sprachliche Ausdrucksweise wir verwenden lernen. Wortwendungen, die mit Ruhe oder Entspannung, etwas steigern oder reduzieren verbunden sind, Ausdrücke wie „ich schaffe es" oder „mir gelingt doch sowieso nie etwas" sind emotional wertbesetzte Objektklassen. Die Art und Weise, wie wir diese Wörter und sprachliche Ausdrucksformen emotional unterlegen und im Alltag anwenden lernen, ist das Ergebnis eines steten Selbstorganisationsprozesses, der sich so automatisiert, wie sich eine Sprache automatisiert, wenn sie erlernt wurde.

Je nachdem, ob ein Glas als halbvoll oder halbleer angesehen wird, ist es nicht egal, ob man sich Vermeidungsziele oder Annäherungsziele setzt. Sich vorzustellen, dass man etwas Bestimmtes erreichen soll, birgt die Fragmente der impliziten Erinnerungen historisch ähnlicher Ereignisse in sich, welche als solche die Antizipation und die Aufmerksamkeit beeinflussen.

Es ist nicht egal, ob man „ich lasse mich nicht hetzen" sagt, oder „ich gönne mir Ruhe". Im Ersteren ist das neurologische Äquivalent des negativen Potentials mit eingebettet. Dabei wird sozusagen das neuronale Netz des unerwünschten Zustandes aktiviert. Das Zweitere erzeugt ein Vorstellungsbild von dem Zustand, der angestrebt wird. Durch die Aktivierung des entsprechenden positiven neuronalen Erregungsmusters erhöht sich die Auftretenswahrscheinlichkeit des erwünschten Verhaltens.[59]

Komplexe Zeitfusion meint die in einem Image untereinander in Wechselwirkung befindlichen trivialen Zeitfusionsinhalte, wenn sich also im Gegenwartsstrom viele Fuzzy Layers in unterschiedlichen Gewichtungen aktivieren, überlappen und neue, unvorhersehbare Eigendynamiken, somatische Marker und neuronale Erregungsmuster herausbilden. Das finale neuronale Erregungsmuster eines Gegenwartmoments ist das nichtlineare Resultat aller Teilmengen neuronaler Erregungsmuster, ambivalenter Gefühle und Einflussgrößen.

Dur oder Moll?

Die Images auf dem Zeitpfeil wirken zwar wie eine mehr oder weniger zufällige sequentielle Aneinanderreihung von emotionalen Zuständen, stehen aber untereinander in relativer Beziehung. Die Bilderfolge, die sich

---

59 Vgl. Storch 2005, S. 12

ergibt, ist zwar eine Reihe, doch was zu dieser Abfolge führt, entspricht der Gesamtkomposition eines Werkes, dass unser Leben schrieb.

So wie jeder nächstfolgende Ton eines musikalischen Arrangements zwar wieder nur ein Ton ist, spielt es dennoch eine große Rolle, welche Töne in welchen Zusammenhängen bisher gespielt wurden. Das bedeutet, dass die Stimmung, der Gesamteindruck der bisherigen Tonabfolge in die akustische Verrechnung eines jeden neuen Tones miteingeht.

Die Qualität des nächsten Tons ist somit nicht unabhängig von den Eigentümlichkeiten und Anordnungen der vorausgegangenen Tonkonstruktion. Der Schnee von gestern ist das Schneebrett von morgen, aber nicht unbedingt auf eine nachvollziehbare, lineare Art. Es verhält sich eher so wie mit einem Wasserbett, in welchem sich die Impulse in einem sich gegenseitig verstärkenden, abschwächenden oder auch auslöschenden wellenartigen Muster ausbreiten und zu Veränderungen führen, die so nicht prognostizierbar waren.

In Analogie dazu gibt es viele Menschen, deren Komposition des Lebens sich durch zufällige Ereignisperioden in Moll zu schreiben begann, was zu einer völlig anderen Aneinanderreihung von Mikroereignissen auf dem Zeitpfeil mit völlig anderen Ergebnissen führte. Ein ähnliches Prinzip gilt aber auch für die Komposition des Lebens in Dur. Wer das Glück hat, häufig zufrieden zu sein, wiederholt völlig andere physiologische Zustände wie ein unzufriedener Mensch, weil sich die neurochemischen Reaktionsmuster davon unterscheiden und andere Images auf dem Zeitpfeil aufgetragen werden.

Interessant in dieser Beziehung ist die Feststellung, dass emotionale Zustände wie Lachen, Weinen oder Ärger wahrscheinlich körperlich ein von Mensch zu Mensch sehr ähnliches Bild ergeben. Was sich ändert, sind die kognitiv-neuronalen Verbindungen dazu. Was sich ändert, sind die Gründe, die Glaubenssysteme, die Annahmen und Lebenseinstellungen. Die Frage lautet also: warum verläuft die Akkumulation von Images und damit von neuronalen Erregungsmustern gerade auf diese und nicht auf eine andere Weise? Wenn es nicht einfach nur Akkumulation ist, was ist es dann?

Ausgangspunkt der bisherigen Überlegungen sind die durch moderne Gehirnforschungsmethoden wie PET-Scanner oder f MRI sichtbar gewordenen Resultate, welche den Schluss nahelegen, dass sich bei Gedanken-, Erinnerungs- und Vorstellungsleistungen frühere neuronale Erregungsmuster unter dem Einfluss gegenwärtiger Kontextbedingungen unscharf beziehungsweise fuzzy reaktivieren. Schwerpunkt dabei ist das einzelne Image und die damit zusammenhängenden Möglichkeiten, den somatischen und neurologischen Inhalt – ausgedrückt in positiven oder negativen neuronalen Erregungsmustern – zu verändern.

Der Begriff Zeitfusion ergibt sich aus der Perspektive, Zeit als Transportmittel, als Trägerschicht für neuronale Erregungsmuster aufzufassen. Das einzelne Image kommt dabei als zentrale Basis, als Einheit, als Inputfaktor im Prozess der Iteration mit zwei grundsätzlichen Outputs zum Einsatz: eher positive oder eher negative neuronale Erregungsmuster. Dabei handelt es sich um die Beschreibung der Selbstorganisation neuronaler Erregungsmuster und im weitesten Sinne um die Selbstorganisation der emotionalen Valenz.

Selbstorganisation

Der Begriff Selbstorganisation scheint ein interdisziplinär anwendbarer Ausdruck zu sein und auf Zellebene ebenso wie auf kosmische Phänomene zuzutreffen. Das betrifft die Autopoiesis nach Maturana und Varela, die Synergetik nach Haken, die katalytischen Hyperzyklen nach Eigen oder die dissipativen Systeme nach Prigogine. Ein System ist im einfachsten Fall eine Menge von Variablen, die durch ein Netzwerk von kausalen Abhängigkeiten miteinander verbunden sind. Zwischen den Variablen existieren Wirkbeziehungen, welche das Abhängigkeitsverhältnis zwischen den Variablen beschreiben.

Selbstorganisation beschreibt diese Wirkbeziehungen zwischen den Variablen, wobei die Begriffe Komplexität, Selbstreferenz, Redundanz, Autonomie, Iteration, Ordnung, Homöostase, Offenheit, Bifurkation und Rückkopplung Phänomene dieser Wirkbeziehungen darstellen. Selbstorganisation bedeutet, dass sich bei einem System in Wechselwirkung mit sich selbst und mit seinen Umweltbeziehungen durch fortwährende Wiederholungen ähnlicher Situationen bestimmte Ordnungszustände herausbilden. Von diesen Ordnungsniveaus halten selbstregulative Operationen das System im homöostatischen Fließgleichgewicht.

Wird etwa ein Stock auf einem Finger balanciert, dann ist dies ein Modell für ein **Fließgleichgewicht** in einem dynamischen System. Direkt auf dem Finger bewegt sich der Stock innerhalb eines Möglichkeitsraumes, in der eine Bewegungsrichtung durch minimalste Einflüsse wie Fingerkrümmung, Seitenwind und Gleichgewichtsgefühl wahrscheinlich wird. Der Wirkungsbereich des Stockes verlagert sich innerhalb des Möglichkeitsraumes überwiegend dorthin, wohin sich der Finger minimalst neigt. Auf diese Weise lässt sich ein relativ stabiles, sich in Homöostase befindliches Fließgleichgewichtssystem aufbauen. Die Kontrolle der Balance fällt genau dann umso leichter, solange die Reaktion auf eine Abweichung vom Ordnungsbereich früh erfolgt und wird umso teurer und aufwändiger, wenn der Stock einen gewissen Punkt vom Mittelwert abweicht. Ein völlig stabiler Zustand kann dabei nicht erreicht werden, das System wird eher um einen optimalen Wert herum oszillieren, wie ein Hochseilakrobat, der sich ständig von einer instabilen Position in eine andere instabile Position begeben muss, um sein Gesamtziel, in der Balance zu bleiben, zu erreichen.[60]

Die **Veränderung** eines Ordnungsniveaus vollzieht sich durch eine grundsätzliche Abfolge von Ordnung - Chaos - Ordnung im Zusammenhang mit den Zuständen Stabilität - Instabilität - Stabilität.[61] Ein Jongleur zum Beispiel, der mit drei Bällen eine perfekte Performance bietet, kann versuchen, sein perfektes Ordnungsniveau zu strapazieren, indem er einen Ball dazunimmt. Dabei muss er sehr wahrscheinlich eine Phase der Instabilität in Kauf nehmen, um nach einer gewissen Zeit ein neues Ordnungsniveau zu erreichen.

Ein treffendes Beispiel für das Herausbilden von **Ordnungszuständen** im Bereich menschlicher Interaktion

---

60 Bateson 1996, S. 638 f
61 Vgl. Zeuch 2006

liefert der Klatsch-Rhythmus. Aus dem Chaos vielfältiger Klatsch-Rhythmen einer Opernhalle bilden sich Strömungen heraus, die letztlich in einen gemeinsamen Ordnungszustand münden. Dabei schließen sich im Nahbereich jene Klatschensembles zusammen, die innerhalb dieses Mikrobereiches dominierender oder „plausibler" sind als andere Einflüsse. Nach demselben Prinzip schließen sich dann die mittlerweile makroskopischen Nahbereiche zusammen, bis letztlich der ganze Saal in diesem Rhythmus klatscht. Je dominanter ein Muster besteht, desto geringer werden die Freiheitsgrade für Abweichungen und desto stärker ist auch der Sog zu diesem Attraktor.[62] Was sich im Saal in einer Minute abspielt, spielt sich bei der gesellschaftlichen Normenbildung in Jahrhunderten ab, in Form einer gestockten Evolution.

Als weiteres Beispiel für Selbstorganisation kann das Computerspiel Tetris dienen. Nehmen wir an, die Figuren von Tetris würden unsere Lebensepisoden mit ihren Inhalten und Kategorien darstellen, nur mit dem Unterschied, dass sich im Leben die Anzahl und Form der strukturellen Lebensinhalte erst allmählich herausbilden und sich auch während des Spiels allmählich verändern können. Wie beim Tetris werden wir mit einem kontinuierlichen Strom an Informationen konfrontiert, die in einer mehr oder weniger dichten Gleichzeitigkeit eintreffen und es bleibt uns nichts anderes übrig, als diese Figuren sequentiell, also der Reihe nach, abzuarbeiten.

Auf einem Tetris-Zeitpfeil würde sich also eine Reihe von sich verändernden Figuren abbilden, zu denen wir lernen, eher eine Vorliebe oder eine Abneigung aufzu-

---

62 Vgl. Kriz 2004, S. 12 f

bauen, weil wir mit ihnen gute oder schlechte Erfahrungen gemacht haben. Einige Figuren sind uns vertrauter und sympathischer als andere, weil sie für unser Vorstellungsvermögen leichter zu handhaben sind. Im Leben können wir bis zu einem bestimmten Grad mitbestimmen, welche Figuren im Spiel sein sollen, andere Figuren müssen wir aber verwenden und wieder andere wollen wir verwenden.

In der Dynamik des Spiels kreist unsere Zeit um jene Figuren, die gerade und auch holistisch im Fokus der Aufmerksamkeit sind. Nennen wir den Effekt, der entsteht, wenn wir im „Flow" sind, Homöostase. Das ist also jener Zustand, der im Zusammenspiel der Zu- und Abflüsse und unserem Management ein Fließgleichgewicht aufrechterhält, etwas, was wir in diesem Zusammenhang „in Ordnung" nennen würden.

Als Unordnung würden wir etwa Spielzustände erkennen, bei denen wir aus dem Takt kommen und die angelieferten Kapazitäten nicht mehr ausreichend kompensieren können. Solange die Spielgeschwindigkeit mit unserem Verwaltungsniveau harmonieren, bleibt eine negative Rückkopplungsdynamik über weite Strecken aufrecht, die das System im Gleichgewicht hält.

Wenn aber beispielsweise die Spielgeschwindigkeit einen kritischen Wert übersteigt, kommt es zu positiven Rückkopplungen, die zu unerwünschten Systemzuständen führen. Erst kollabieren jene Handlings mit unseren eher ungeliebten Figuren, die nicht schnell genug in Position gebracht werden können, worauf wir zunehmend unter Druck und mit den anderen Figuren ebenso in Schwierigkeiten geraten. Musikalisch ausgedrückt befinden wir uns dann in einer „layed back"-Situation, immer ein wenig hinterher und immer „under pressure", aber immer noch im bewältigbaren Rahmen, solange die Kompensationsleistungen durchführbar bleiben. Dann allerdings geht das System radikal von einem „teuren Zustand" in einen „unfinanzierbaren Zustand" über, indem in immer kürzeren Zeitabständen immer teurere Kompensationsleistungen durchgeführt werden müssten.

Im Anschluss daran werden wir solange weitere Spiele wiederholen, bis wir entweder das Interesse daran verlieren, oder die unerwünschten positiven Rückkopplungen vermeiden lernen. Nur wenn wir dieses Spiel immer wieder spielen, verändert sich die Qualität im Umgang mit den einzelnen Teilbereichen. Um diese Art von Wiederholungen soll es im nächsten Kapitel gehen.

Iteration

Bei genauerer Betrachtung des Zeitpfeils zeigt sich, dass mit der Kumulation von Images immer wieder gewisse Erlebnisse, Tätigkeiten, Situationen verknüpft sind, die sich wiederholen. So wie jeder Spielfilm aus Einzelbildern besteht, besteht auch der Zeitpfeil des Lebens aus hauchdünnen Zeitscheiben. Und so wie jeder Film aus Szenen mit spezifischen Situationen besteht, lässt sich auch der Zeitpfeil in Intervalle gliedern, die sich thematisch und situativ voneinander abgrenzen lassen.

Wenn wir also bei der Kumulation von Einzelbilder Intervalle zulassen, erhalten wir Zeitblöcke, welche inhaltlich bestimmten Lebenssituationen entsprechen. So könnte das Intervall S die Menge der Images $\{i_{t=n} - i_{t=m}\}$ beinhalten. Wenn S für eine bestimmte Lebenssituation

steht, so steht die Szene $S^{s=first}$ für das erste Erlebnis im Leben, die Szene $S^{s=last}$ für das letzte Erlebnis und $S^{s=x}$......
$S^{s=y}$ für die Anzahl der ähnlichen Situationen, die wir während der Lebenszeit durchleben.

Auf diese Weise bündeln sich Images zu charakteristischen Lebensszenen, die sich entweder ritualisiert oder zufällig wiederholen. Beispiele dafür sind der tägliche Autostau, der Warteraum beim Arzt, das wöchentliche Fußballtraining, das tägliche Gebet, das partnerschaftliche Konfliktmuster, oder die emotionale Reaktion auf bestimmte Nachrichtenmeldungen.

Situationen wie Polizeikontrollen, lärmende Kinder, Kirchenbesuche oder Hundekot auf dem Gehsteig sind alltäglich. Ebenso Sturm und Gewitter, Überraschungen, Entscheidungen, Prüfungen, medizinische Untersuchungen und das Warten auf die Diagnose, Peinlichkeiten oder Situationen, die mit Ungewissheiten aller Art verbunden sind. All diese Wiederholungen haben eines gemeinsam. $S^{s=x}$ und $S^{s=y}$ stehen miteinander in Verbindung: durch den Prozess der iterativen Rückkopplung.

Rückkopplung

Der Begriff der Rückkopplung findet immer mehr Anklang in Themengebieten außerhalb naturwissenschaftlicher Zugänge. Friedrich Cramer sagt dazu:

> „Praktisch ist jeder Lebensprozess ein rückgekoppelter Prozess. Man kann nur unter grober Vereinfachung reale Prozesse als nicht rückgekoppelt behandeln."[63]

---

63 Cramer 1993, S. 92

Grawe spricht beispielsweise von Rückkopplungsprozessen, wenn in einer Phase der Niedergeschlagenheit eher emotional negative Erinnerungen ins Gedächtnis gerufen werden, was sich wiederum auf die Stimmung auswirkt. Oder etwa wenn sich Patienten während der Vorbereitungsphase von Psychotherapien besser zu fühlen beginnen, weil sich durch den Motivations- und Erwartungseffekt das Gefühl der Hoffnung einstellt, was eine Veränderung des Vorzeichens bewirkt, indem sich ein Abwind zu einem Aufwind wandelt.[64]

Für Paul Watzlawick sind zwischenmenschliche Systeme nichtlineare Rückkopplungskreise, die im Ablauf der wechselseitigen Kommunikationsstrukturen zwischen positiven und negativen Rückkopplungen Fließgleichgewichtsniveaus verlassen oder beibehalten können. Beispielsweise ist für Watzlawick et al. eine Konfliktbeseitigung eine negative Rückkopplung, da eine Meinungsdiskrepanz verringert wurde, wobei eine Beschwichtigung eine systemstabilisierende Rückkopplung ist.[65]

Eine negative Rückkopplung versucht, einen Wert um ein Gleichgewichtsniveau herum einzupendeln und aufrechtzuerhalten. Das bedeutet nicht, dass dieser Wert ideal wäre, aber er ist ein stabilisierter Wert. Eine positive Rückkopplung ergäbe sich, wenn eine Erwartungsvorstellung keine beruhigenden, sondern erregende Inhalte in sich bergen würde, wie zum Beispiel die Vorstellung eines Zahnarztbesuches mit Wurzelbehandlung.

„Positiv" ist nicht gleichbedeutend mit „gut", sondern bezieht sich auf den Effekt der Verstärkung innerhalb

---

64 Vgl. Grawe & Grawe 1999
65 Watzlawick et al. 1990, S. 32, zitiert nach Retter 1999, S. 45

eines Rückkopplungsprozesses. Ob eine positive Rückkopplung „gut" ist oder nicht, hängt davon ab, ob das damit verbundene Wachstum erwünscht ist oder nicht. Eine Schleudersituation auf dem Glatteis ist eine unerwünschte positive Rückkopplung, wenn das Fahrzeug durch zu geringe Anpassungsleistungen immer mehr nach beiden Seiten ausschert, um schließlich endgültig zu schleudern.

Hingegen ist in einer Trainingssituation eine positive Rückkopplung erwünscht, um zu lernen, mit frühzeitigen Kompensationsbewegungen die positive in eine negative Rückkopplung umzuwandeln.

Kumulative Iteration

Der Begriff Iteration stammt vom lateinischen „iterare" ab und definiert das wiederholte Auftreten von Ausführungsroutinen in Handlungsschleifen. In der Psychoanalyse wird der Begriff der Iteration vom Schweizer Mediziner Thomas Maier im Zusammenhang mit dem von Sigmund Freud eingeführten „Konzept der Wiederholung" diskutiert und der Systemtheorie gegenübergestellt. Freud versteht in der Wiederholung ein allgemeines Funktionsprinzip, indem er erkennt, dass zyklische und rekursive Vorgänge auf allen Ebenen und bei allen Lebewesen eine zentrale Rolle bei der Homöostaseregulation einnehmen.[66]

Das Prinzip der Iteration lässt sich am Beispiel eines neuronalen Netzwerkes demonstrieren. Die auf Mikroebene des Cortex über die synaptischen Verbindungen interagierenden Neuronen sind durch eine ungeheure

---

66 Vgl. Maier 1999

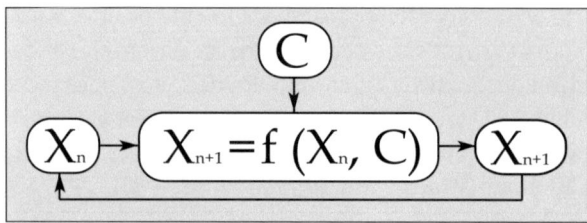

Abbildung 5: Iterations-Formel

Rekursivität gekennzeichnet. Die formale Zusammen-
fassung der Gesamtheit aller Erregungszustände kann als
beständige Rückkopplungen neuronaler Zustände (X)
zu einem jeweiligen Zeitpunkt $(n+1)$ auf vorhergehende
Zustände (X_n) innerhalb kontinuierlicher iterativer Prozesse beschrieben werden. Pasemann fasst dies als folgende Formel zusammen: $X_{n+1} = f(X_n)$.[67]

Das neuronale Netzwerk berechnet seinen Zustand
in einem permanenten Rekurs auf seine vorhergehenden
Zustände immer wieder neu, wobei das Verhalten der
Neuronenpopulationen als dynamisches System model-
liert werden kann. Eine eindrucksvolle Formel vom Verhältnis zweier Zeitzustände liefert uns Friedrich Cramer
in Form einer Iterationsgleichung, die exemplarisch auf
nichtlineare dynamische Systeme zutrifft (Abb. 5).[68]

Systeme, auf die sich die von Cramer dargestellte Formel anwenden lässt, können in sensibler Abhängigkeit von
den Ausgangswerten verschiedene stabile, erwünschte
oder unerwünschte Ordnungszustände annehmen und
in Wechselwirkung mit anderen Systemen zu unvorher-
sagbaren, instabilen oder oszillativen Resultaten führen.

---

67 Vgl. Pasemann 1996, S. 53
68 Cramer 1993, S. 92, 107

72

Durch iterative Rückkopplungen weist das System ein Eigenverhalten auf, indem es Attraktorzustände bildet, auf die das Gesamtsystem zusteuert. Die Iteration beschreibt dabei nicht nur den erneuten Vollzug eines bestimmten Geschehens, die Iteration selbst bewirkt eine Veränderung, indem sie dem Wiederholten das Moment des Unbekannten hinzufügt, einen nichtkalkulierbaren Einfluss, nämlich die Größe „C".

Die Iterationsgleichung zeichnet sich dadurch aus, dass der Output eines Systemzustandes durch Rückkopplung wieder als Input in die Gleichung eingeht und somit einen neuen Ausgangswert bildet. Die Hypothese ist nun, dass dies auch auf neuronale Erregungsmuster zutrifft. Der Input einer Iterationssequenz setzt sich aus dem Handeln und Reagieren in Lebenssituationen in Verbindung von Gedanken, Erinnerungen und Vorstellungen zusammen, die sich in die Gegenwart überlagern, also Zeitfusion unscharf auslösen.

Das einzelne Image stellt dabei als Trägerschicht neuronaler Materie die Grundlage für den Prozess der Selbstorganisation dar. Eine chronologische Abfolge von

System	X	C	Resultat
Radioaktivität	Radiumatom	Schwache Kernkräfte	Zerfall
Evolution	Gen-Pool	Selektion	Neue Arten
Immunsystem	Immunglobuline	Antigene	Antikörper
ZNS	Neuronen	Transmitter	Gedanke
Gesellschaft	Individuen	Soziale Interaktionen	Geschichte
Verkehr	Auto, Bahn	Verkehrsteilnehmer	Verkehrsfluss
Interaktion: Hund	Bisherige Erfahrungen	Ereignisse: streicheln, knurren	Neue somatische Marker

Images bedeutet eine chronologische Abfolge von neuronalen Erregungsmuster. Mit der Zunahme an iterativen Ereignissen entwickelt sich zu einer Klasse von Lebenssituationen ein persönliches emotionales Verhältnismuster. Indem wir jede einzelne Iteration mit einen somatischen Marker bewerten, schließen wir diese Situation auch mit einem bestimmten neuronalen Erregungsmuster ab. Bei einer erneuten zukünftigen Iterationssequenz gehen die neuronalen Erregungsmuster der Vergangenheit als neuer Input in die Iterationsgleichung ein und führen so zu editierten neuronalen Erregungsmustern.

Oder anders ausgedrückt: die emotionale Valenz eines aktuellen Interaktionsresultates bildet im Rahmen eines Rückkopplungsprozesses das Potential für den neuen Ausgangswert der nächsten ähnlichen Iterationssequenz. Dieses Zwischenergebnis macht den somatischen Marker für dieses Intervall aus. Diese Bewertung hat zwei graduelle Zustände: eher „gut gewesen, gerne wieder" oder eher „schlecht gewesen, das nächste Mal vermeiden."[69]

Diese Bewertung ist der Keim der Selbstorganisation. Denn die Selbstorganisation der emotionalen Valenz ist eine durch Iteration von ähnlichen neuronalen Erregungsmustern zustandegekommene Ordnungsbildung. Diese Aussage soll durch ein Beispiel beleuchtet werden.

Hot Dogs

Viele Lebensepisoden, ob sie nun mit Langeweile oder Aktivität verbunden sind, Einkaufen, Polizeikontrollen, Nachbarn, Sexualität, Arbeitsverhältnis, lassen sich

---

69 Vgl. Storch 2002, S. 291, vgl. Storch 2003

durch kumulative Iteration beschreiben. Ob Babys laufen lernen, ob kleine Kinder immer und immer wieder vom Trampolin springen, oder ob Erwachsene Schuldgefühle iterieren, weil sie ein Verhalten setzen, welches ihrem Glaubenssystem gemäß ein schlechtes Gewissen auslöst, das alles ist Iteration. Und bei jeder Iterationssequenz werden emotionale Zustände und Stimmungsbilder wiederholt, die mit dem jeweiligen Thema verwoben sind.

Iterationsinhalte können über weite Strecken unauffällig bleiben, entweder weil die zeitlichen Wiederholungen der Iterationen so selten sind oder weil den Inputs immer genügend Kompensationsleistungen entgegengebracht werden können, um sie auf einem Ordnungsniveau zu halten. Durch bestimmte Einflüsse in neuralgisch sensitiven Bereichen kann es aber dann zu Entgleisungen oder Korrekturen kommen, die in Umbruchprozesse münden. Um ein Ordnungsniveau zu verbessern, braucht es das emotionale Aufkochen. Gerade in Umbruchsphasen, vom Raucher zum Nichtraucher, Konflikte, Pupertät, Trennungs- und Trauerphasen sind negative neuronale Erregungsmuster nicht zu vermeiden und auch wichtig, denn die damit einhergehende Instabilität ist die Voraussetzung für das nächste stabile Ordnungsniveau.

In dem nun folgenden Beispiel geht es nicht darum, ein bestimmtes Tier zu diffamieren, sondern der Tatsache zu folgen, dass es viele Menschen gibt, die vor Hunden einfach Angst haben. Möglicherweise spielt dabei eine evolutionär bedingte Voreinstellung eine gewisse Rolle, die mit unseren Urängsten in Verbindung steht. Ob dies nun berechtigt ist oder nicht, offenbar gab es im Leben von Betroffenen Interaktionssituationen, die als Endergebnis eine negative emotionale Valenz aufweisen.

So ziemlich jeder Mensch hat eines Tages Premiere bei der Begegnung mit einem Hund. Wenn „H" für Hundeerlebnisse steht, so stehen $H^{s=x}$...... $H^{s=y}$ für die Anzahl der Iterationen auf dem Zeitpfeil, welche Situationen betreffen, in denen Hunde eine Rolle gespielt haben. Das Portfolio der möglichen Erstkontakte erstreckt sich dabei von: gutes Erlebnis bis schreckliches Erlebnis, wobei ein gutes Erlebnis wahrscheinlicher ist und der erste Eindruck stark prägend wirkt.

Im Leben ist dies aber nicht das einzige Ereignis mit Hunden, sondern es werden noch viele ähnliche Ereignisse folgen, die aber auf den bisherigen Erfahrungen aufbauen. Das Verbindungsglied zwischen den einzelnen Iterationen ist das komplexe Netzwerk an Zeitfusionen, welches sich während des Erlebens einer erneuten ähnlichen Situation aktiviert.

Die neuronalen Erregungsmuster der Situation $H^{s=x}$ mit der Imagefolge $\{i_{t=n} - i_{t=m}\}$ wechselwirken mit den neuronalen Erregungsmustern der Imagefolge der Situation $H^{s=y}$. Jede Iterationssequenz bewirkt dabei als Zwischenresultat eine mehr oder weniger bewusste emotionale Schlussfolgerung, den somatischen Marker, der die bisherigen Iterationsfolgen miteinbezieht und als neue Ausgangsbasis für die nächste Iteration dient.

Falls das erste Erlebnis H^1 mit einem Pitbull-Terrier für ein Kind in einer prägenden Weise negativ empfunden ausfällt oder viele kleinere Kontakte ebenfalls eher mit einem mulmigen Gefühl oder Befremdung enden, bedeutet dies eine andere Ausgangslage für die Wahrscheinlichkeit der nächsten neurochemischen Reaktion bei einer Interaktion mit dem nächsten Hund H^2 als beim gegenteiligen Ereignis, dem positiven und freundschaftlichen Kontakt. Es kann aber auch überraschenderweise genau das Gegenteil eintreten.

Die Selbstorganisation zeigt sich in der Herausbildung von Ordnungsniveaus über mehrere Iterationstakte. Sofern zukünftige Hunde-Interaktionen über weite Strecken symptomlos verlaufen, wird eine Akzeptanz und Habituierung an die mit Hunden eingepegelte emotionale Reaktion der Normalfall sein. Wenn zukünftige Hunde-Interaktionen ebenfalls eher negativ ausfallen, läuft das Thema Gefahr, in einem für die Menschen unerwünschten Sinne aus dem Ruder zu laufen beziehungsweise sich auf einem unerwünschten Ordnungsniveau einzupendeln.

Hier kommt der Begriff der Rückkopplung ins Spiel. Eine positive Rückkopplung ergibt bei dem Zufall eines negativen Erstkontaktes eine höhere Wahrscheinlichkeit, dass ein weiterer Kontakt mit einem Hund eine in Richtung Angst besetzte Startposition aufweist. Eine negative Rückkopplung wäre es, wenn die nächstfolgenden Kontakte mit Hunden sehr positive Erlebnisse wären. Dann beruhigt sich der erste Eindruck langsam.

Aus diesem Erlebnismaterial generiert sich „Erfahrung", die unser wahrscheinliches Erleben und Verhalten der Zukunft mit beeinflusst. Rückkopplungseffekte wirken aber nicht nur innerhalb der einzelnen Episoden mit Hundeerlebnissen, sondern überlappen sich mit den Rückkopplungseffekten anderer Interaktionsteilnehmer.

Ein Beispiel dafür ist die positive Rückkopplung der Angst von Eltern. Eine erhöhte Angst der Eltern bei Hundekontakten führt zu mehr Verboten für das Kind. Damit macht das Kind weniger Erfahrungen und entwickelt demzufolge weniger Geschicklichkeiten. Was wiederum zu einer erhöhten Angst der Eltern führt. Der wesentliche Punkt dabei ist, dass die Eltern sich an jedem Punkt dieser Entwicklung im Recht fühlen, von den Einschätzungen des jeweiligen Handlungspunktes aus erscheint der nächste Handlungsschritt plausibel und ist eine logische Folge aus der gegenwärtigen Situation.

Diese Voraussetzungen begünstigen jene Fakten, die sich als Zustände auf dem individuellen Zeitpfeil auftragen lassen und zu absoluten Häufungen von emotional entweder positiv oder negativ besetzten Zeiteinheiten führen.

Durch den Einfluss endogener (innerer) und/oder exogener (äußerer) Ereignisse bei fortlaufenden Begegnungen mit Hunden kann ein bisheriger Gleichgewichtszustand soweit destabilisiert werden, dass er vom aktuellen Ordnungsniveau (z.B. indifferentes Verhältnis zu Hunden) abweicht und sich auf einem anderen, erwünschteren (Mut, Eustress) oder noch unerwünschteren Ordnungsniveau (Angst, Disstress) einpendelt. Ob ein Einfluss vorhanden ist und in welcher Intensität, hängt von den Voraussetzungen ab, die in den Umgebungsbedingungen des Menschen zu finden sind. Und somit auch ein wenig von Zufall und Wahrscheinlichkeit.

Im weitesten Sinne kann die Dynamik einer Interaktion immer von einem „inneren" und/oder „äußeren" Beobachter mitgestaltet sein. Denn ein kooperativer Beobachter (Eltern, Freund, Gruppe, Volk), der sich um exogenen Einfluss bemüht, bedeutet ein Angebot zur Verfügung zu haben, welches mithilft, eine unerwünschte Abweichung vom „Normalzustand" zu verhindern oder die Intensität und Dauer negativer Gefühle einzudämmen. Somit wird die Wahrscheinlichkeit einer Destabilisierung in Form einer positiven Rückkopplung reduziert und letztlich die Prägungsstärke der iterativen Episode abgemildert. Einen unkooperativen Beobachter (z.B. Feind) zur Verfügung zu haben, bedeutet dieselbe Entwicklungsmöglichkeit in die Gegenrichtung.

Ein Beobachter ist stets eine Umweltform, die entweder bewusst oder unbewusst die Interaktionssequenzen eines Individuums auf seinem Lebensweg unwiderruflich mitgestaltet. Das Hunde-Beispiel liefert zwar ein Grundmuster selbstorganisierender Prozesse, kann aber nicht völlig isoliert betrachtet werden, weil die menschliche Psyche nicht mit einer Gleichung zu beschreiben ist, in die einfach ein Wert eingesetzt werden kann.

Diese Überlegungen können natürlich auch bei vielen anderen Themen angestellt werden, um die unsere Zeit kreist, ob es sich nun um das erste Sexualerlebnis handelt, um das erste Schleudererlebnis mit einem Kraftfahrzeug oder um den Kontakt mit einem Einbrecher. Auf dem Zeitpfeil bildet sich eine Ansammlung solcher iterativer Ereignisse ab, von denen sich einige ausgeglichen entwickeln, andere aber zu unerwünschten Ergebnissen führen.

Durch die permanente Wechselwirkung von endogenen und exogenen Einflüssen (Lebenshypothesen, Werte- und Normensystemen, prozessuale Ereignisse, Know-how, genetische Voraussetzungen, Stress und emotionale Erlebnisformen, zufällige Beobachtungen), die jeweils eine absichtliche oder unabsichtliche, eine fördernde oder hemmende Intention in sich tragen, wird der iterative Prozess der Selbstorganisation zum Lenker der Evolution menschlicher Wahrnehmungen, er wird

zum Architekt unserer Einstellungen und Verhaltens-
wahrscheinlichkeiten.

Der Weg des Zeitpfeils

Gegenstand unseres Interesses ist die Frage, wie sich
der emotionale Verlauf des Zeitpfeils ändert beziehungsweise organisiert. Ausgangspunkt der Ausführungen ist
das einzelne Image, dessen emotionale Valenz das zentrale Moment innerhalb eines Prozesses kontinuierlicher
Iterationen und Rückkopplungen mit ähnlichen kognitiven oder emotionalen Inhalten ist. Wir haben gesehen,
wodurch das einzelne Image verändert werden kann und
wir haben gesehen, welche Auswirkungen dies auf den
Output einer Situation haben kann.

Im Falle des Images haben wir gesehen, dass Gedan-
ken-, Erinnerungs- und Vorstellungsleistungen die mit
den ursprünglichen Erfahrungen kodierten neuronalen
Erregungsmuster durch Zeitfusion unscharf reaktiviert
werden und dadurch in die Gegenwart einfließen. Die
fortwährende Wiederholung von neuronalen Erregungsmustern in ähnlichen Situationen führt zu Selbstorgani-
sationsprozessen, welche durch die Zeitfusionseffekte
der situationsbezogenen Imagesequenz unterstützt wird.

Menge und Dynamik der wiederholten neurobio-
logisch erzeugten Gefühlszustände in Verbindung mit
kognitiven Prozessen heben die Wahrscheinlichkeit, dass
sich positive oder negative neuronale Erregungsmuster
selbst aufrufen beziehungsweise noch leichter aktivieren
als es uns die Evolution ohnehin mitgegeben hat.

Manfred Spitzer beschreibt ein Beispiel, welches
sich gut auf Zeitfusion, Iteration und Selbstorganisation umsetzen lässt. So ist es durchaus möglich, gelernte

Inhalte, die unter Angstbedingungen erlernt wurden, auswendig wiederzugeben. Ist aber kreatives Problemlösen erforderlich, dann funktioniert das nicht. Wenn unter Angstbedingungen etwas erlernt wurde, dann erfolgt der Wiederabruf unter Auslösung von Angst. Dies ist der Moment einer trivialen Zeitfusion. Die Folge der Zeitfusion ist aber Kreativitätshemmung, was sich auf die Fähigkeit, kreative Lösungen zu erarbeiten, nachteilig auswirkt. Somit wird die aktuelle Iterationssequenz mit einem negativen somatischen Marker abgeschlossen. Bei ähnlichen iterativen Situationen erfolgt die Zeitfusion nicht mehr primär unter Auslösung der Angst, sondern primär unter Auslösung der Kreativitätshemmung. Dies ist der Moment der Musterbildung durch iterative Selbstorganisation.

Durch den negativen somatischen Marker der vorhergehenden Iteration sind Angst und Kreativitätshemmung anteilig in künftige Iterationssequenzen eingebettet. In einer nächsten Handlungssituation muss nicht die gesamte Erinnerungsmenge extra aufgerufen werden, weil diese sozusagen gezippt in den somatischen Markern konserviert ist. Dies ist aber nicht unveränderlich. In einer neuen Iteration können zwar die ursprünglichen somatischen Marker nicht verändert werden, aber durch die Einstellungsänderungen in den Lernprozessen können in der aktuellen Iterationssequenz neue somatische Marker generiert werden, die mit den alten somatischen Markern mehr oder weniger wechselwirken. Auf diese Weise fließen Restbestände aus vorhergehenden Iterationen in neue Iterationen immer wieder ein und wirken dabei mit, bestimmte Aktionsmuster herauszubilden. Die Iteration hat dabei das Potential, sich in einem dynamischkybernetischen Gleichgewicht zu befinden oder durch positive oder negative Rückkopplungen in erwünschte oder unerwünschte Ordnungsniveaus zu münden.

Obwohl die Inhalte jeder Iterationssequenz miteinander inhaltlich verwandt sind oder zumindest ein ähnliches neuronales Erregungsmuster erzeugen, wird jeder Iterationstakt in einem veränderten Kontext unter einem veränderten Blickwinkel erlebt. Ein abgewandelter Zugang bedeutet die Materie mit einer neuen Perspektive zu schneiden, bedeutet neue Einflüsse, neue neuronale Erregungsmuster und eine Vervollkommnung im Umgang mit der strukturellen Gesamtheit dieser Klasse von Lebenssituationen.

Bei der Selbstorganisation handelt es sich um einen Prozessablauf, dessen Weg durch die durch das Wesen der Iteration hervorgerufene Strukturbildung wahrscheinlicher gemacht wird. Dabei prägt sie in unserer Informationsverarbeitung die Art der Ableitungen, die wir als erste Reaktion in Form von Handeln oder Gedanken aus einem gegenwärtigen Inputstrom ziehen.

Der stete Strom an iterativen Ereignissen formt uns nicht nur in Verbindung mit singulären Objekten wie Hunde, Arbeitsplatz, Klimaschutz oder Religion, sondern ebenso in der Art, mit welcher Betonung wir Sätze aussprechen, ob wir Unerwartetes eher als Risiko oder als Chance bewerten, oder wie wir auf Kritik reagieren. Welche Einstellung entwickelt man zu den eigenen Fehlern? Wie schnell ist man geneigt, die Flinte ins Korn zu werfen? Sind unsere Konflikte eskalations- oder deeskalationsorientiert? Haben wir gelernt, aus einem Tief einen Nutzen zu ziehen? Welche Traumatas verhindern bestimmte Erinnerungen? Wie weit sind wir darin geübt,

Fakten zu ignorieren, um eine positive emotionale Konstanz aufrechterhalten zu können? Wie weit sind wir darin geübt, die eigenen Gefühle zu unterdrücken? All dies lernen wir, so wie wir eine Sprache lernen. Zur Gewohnheit gewordene Gedankenfolgen etablieren Muster und eingespielte Muster bringen wiederum dazugehörige Gedanken hervor. Daten generieren Muster und Muster generieren Daten.

Zu jedem Lebenszeitpunkt befinden wir uns immer direkt an der vordersten Front des Zeitpfeils. Nicht immer behandeln wir alle Objekte gleich, sondern in Abhängigkeit von der Bewertung des Augenblicks. Die bisherigen iterativen Inhalte liefern nur die strukturelle Basis, die emotionale Valenz der Gegenwart jedoch liefert den Rahmen, innerhalb dessen das Erlebte verwaltet wird. Wie die Schaumkrone einer emotionalen Welle gleiten wir in die Zukunft. Ändert sich die Valenz, ändert sich die Art des Verhaltens an der Front.

Der Prozess der Selbstorganisation formt uns auch dahingehend, welchen Glaubenssystemen wir uns öffnen oder verschließen. Dies wiederum trägt dazu bei, was wir als Ordnung oder als Unordnung akzeptieren. Dies schlussendlich nimmt Einfluss darauf, wie sich die emotionale Valenz bei Abweichungen von dieser Ordnung entwickelt und somit welche neuronale Erregungsmuster den Zeitpfeil begleiten. Auf diese Weise fleischt sich ein Erfahrungs- und Glaubenssystem über das, was als „gut" oder „richtig" vermittelt wird, auf biologische Weise ein.

Der Zeitpfeil ist mehr als die Summe seiner Images. Jede noch so kleine iterative Sequenz, vom Atemzug bis zum Nachtschlaf, vom ersten Schultag bis zum letzten Kirchenbesuch erzeugt neuronale Erregungsmuster. Die

Häufigkeit und die Intensität der in bestimmten neuronalen Erregungsmustern verbrachten Zeit bilden die Basis für systeminterne „Gärungsprozesse", welche auf eine nichtlineare Art und Weise aus weniger mehr und umgekehrt zu machen in der Lage sind. Durchlebt ein Mensch mehrheitlich Situationen mit überwiegend negativer Valenz, aus welchem Grund auch immer, dann hat dies andere Auswirkungen auf die mit dem Durchleben verbundenen Stoffwechselabläufe und Lerneffekte des neurosomatischen Apparats als beim Durchleben von Zeiteinheiten mit überwiegend positiver Valenz. Dann wird die geistige und körperliche Landschaft langfristig ähnlich geformt wie ein Gebirgsbach ein Gelände formt.

Mr. Destiny

Im Leben eines Menschen wiederholen sich viele neuralgische Punkte, die prägend für seinen weiteren Lebensweg sind und bei minimaler Variation der Ereignisse innerhalb einer Wahrscheinlichkeitsverteilung zu einer völlig andere Ausgangslage führen. Als Beispiel dafür mag Larry Burrows im Film „Mr. Destiny" von James Orr aus dem Jahre 1990 mit James Belushi und Michael Caine dienen. Wir erleben Larry Josef Burrows hier als einen erwachsenen, frustrierten Arbeiter, der eigentlich alles hat. Eine nette Frau, ein nettes Haus, einen Job. Und trotzdem schwingt jeden Tag mit jedem Atemzug eine niedergeschlagene Komponente mit, die den Boden dafür aufbereitet, dass Zufallsereignisse wie „fehlender Morgenkaffee" zu kleinen Katastrophen führen. Was hat sich ereignet?

Michael Caine spielt in der Rolle als Mike einen Barkeeper, der mit außergewöhnlichen Fähigkeiten ausgestattet ist. Er kann die Realitätskurve verändern, indem er die Wirklichkeit des Mr. Destiny auf eine andere Wahrscheinlichkeitswelle setzt, von der er in seinen Träumen annimmt, dass sie entstanden wäre, wenn er, ja wenn er damals als Junge beim wichtigsten Baseball-Spiel seiner High School den Ball getroffen und nicht verfehlt hätte. Alle sahen sie zu. Und es hing nur an ihm.

Seit vielen Jahren hatte seine Schule kein Endspiel mehr gewonnen. Dieses Ereignis war so dominant prägend für Larry, dass es durch nichts aufzuwiegen war. Nur Linderung war möglich und der einzige Mensch, der seine Wunden pflegte, wurde schließlich seine Frau.

Die Wahrscheinlichkeit, dass der nächste Augenblick Larry Burrows ohne dominanten Anstoß ein glücklicher Moment sein könnte, war bei seiner Vorgeschichte eher gering, hatte doch der Flugschreiber von Mr. Destiny eine gehörige Portion von eher unangenehm empfundenen Zeiteinheiten aufzuweisen.

Auch wenn er sich nicht immer bewusst an seinen verfehlten Baseball-Schlag erinnerte, wirkte die verspürte Peinlichkeit des Ereignisses im Hintergrund der Informationsverarbeitung des Gehirns bei der Verarbeitung der zukünftigen Lebensinhalte stets nach und lieferte damit das ewig präsente Unterfutter für die Qualität seiner zukünftigen Lebensepisoden. Jedesmal, wenn ihm ein Stück Papier aus der Hand fiel, wurden die neurochemischen Komponenten des auf seinem damaligen Schlüsselereignis aufsetzenden „Na klar, das kann ja nur mir passieren"-Muster angeregt, mit der sich seine Hypothese vom Pechvogel ein weiteres Mal bestätigte.

Für Larry Burrows bedeutete die negative Markierung seines Fehlschlages beim Baseballspiel ein implizites Erinnerungsquant bei der Abwicklung vieler alltäglicher Lebensepisoden. Mike, der Barkeeper, konnte ihn letztlich davon befreien. Bis dorthin jedoch ertüchtigte er sich darin, die Körperhaltung eines verletzten Tieres zur Schau zu tragen. All seine auf diesem Wahrscheinlichkeitsstrang aufgebauten Errungenschaften hatten nicht die Kraft, die Schmach der damaligen Abweichung von seinem Wunschziel zu kompensieren.

So trat etwas ein, was angesichts seines relativen Wohlstandes eigentlich nicht für möglich gehalten werden sollte: Larry Burrows begann sich ab diesem Baseball-Schlag als Verlierer zu fühlen. Und dieses Vorzeichen verband sich mit jedem nächsten Lebensschritt, was wiederum dazu führte, dass sich seine kognitiven Sichtweisen zunehmend an diesen Zustand anzupassen begannen.

Letztlich war er wirklich der Verlierer geworden, dem er jahrelang mehr und mehr Raum geben musste. Jede Phase seiner Körperhaltung strahlte nun Resignation, Frustration und Unzufriedenheit aus. Eine kognitive Auslegung eines Einzelereignisses führte zu einer stabilen Veränderung auf dem Zeitpfeil von Mr. Destiny. Eine Möglichkeit wurde zur Wirklichkeit durch die Wirklichkeit einer Interpretation.

Der Disney-Effekt

Unabhängig von schicksalhaften Einzelereignissen sind die kleinen, die alltäglichen Ereignisse wesentlich weitreichender, vor allem deshalb, weil sie häufiger vorkommen. Ganz so wie sich unsere zahlreichsten Geldausgaben im Kleingeldbereich abspielen, so akkumulieren sich unsere täglichen Mikroereignisse nach dem Muster „Kleinvieh macht Mist".

Sehen wir uns einige Lebenssituationen an, in denen sich neuronale Erregungsmuster in Form von Ärger, Unzufriedenheit oder Niedergeschlagenheit ausdrücken. Der Wecker klingelt zu spät, das Abfallstück, das eigentlich gekonnt im Abfalleimer landen sollte, fällt daneben, die Kinder trödeln beim Frühstück, an der Verkehrsampel, die natürlich auf Rot zeigt, würgt man den Wagen ab.

Es sind die täglichen kleinen iterativen Ereignisse, die – sich akkumulierend – zu inneren Schwankungen und Abweichungen führen, die einen latenten Unmut in Ärger umwandeln oder negative neuronale Erregungsmuster verstärken. Auf der Welle dieser Emotion wickeln wir die folgenden Tagesgeschäfte, Gespräche und Konflikte ab.

Studien zu genetisch bedingten Risiken über depressive Erkrankungen zeigen, dass eben nicht massive Konflikte, sondern eine kontinuierliche Atmosphäre der Lieblosigkeit und Distanz, sowie die alltäglichen, kleinen aber häufigen Feindseligkeiten das Risiko erhöhen, eine genetische Vorbelastung wirksam werden zu lassen.[70]

Deshalb ist dieses „Kleinvieh des Alltages" gefährlicher als es aussieht, weil hier Häufigkeit ein größeres Gewicht als Intensität beigemessen werden muss. Denn ob die Begründungen, die Themen und Inhalte, mit denen dieses Befinden verwoben wurden nun gravierend sind oder Belanglosigkeiten beinhaltet, spielt keine so große Rolle.

Weiters weisen amerikanische Studien auf einen direkten Zusammenhang zwischen häufigen psychologischen Zuständen wie Ärger oder Niedergeschlagenheit und der Produktion des Eiweißstoffes CRP (C-reaktives

---

70 Vgl. Taylor et al. 2006

Protein) hin.[71] CRP ist ein körpereigener Entzündungs-
parameter, der als eine Nebenwirkung einer vermehr-
ten Aktivität des Stresshormons Noradrenalin angeregt
wird. Durch diesen Einfluss aktiviert das Immunsystem
wiederum Gene, die leichte chronische Entzündungen
hervorrufen. Als Reaktion darauf schüttet die Leber CRP
aus. Leicht erregbare Menschen haben zwei- bis dreimal
soviel CRP im Blut. Zwar ist ein moderater Ausdruck von
Ärger sogar gesund, weil das Risiko einer Herzattacke
oder eines Schlaganfalls reduziert wird, aber langfristig
mündet ein permanentes Wiederholen von Ärgerzustän-
den in einen chronischen Ärger.[72]

Darauf konditioniert zu sein, bei Stau mit Ärger zu
reagieren, bedeutet die Emotion mit der Wucht einer
Welle zu erleben, die nur nach und nach abebbt. Wenn
das Auge einen Stau erblickt, ist es schon zu spät. Das limbische System hat schon reagiert, schneller als der beste
Vorsatz, schneller als jeder gegensteuernde Gedanke. Die
Reaktion des limbischen Systems ist etwa vergleichbar
mit jener beliebten Darstellungsform von Zeichentrick-
filmen in Walt Disney-Produktionen, in denen eine Figur
über einen Abgrund hinausläuft, um sich in einem zu spä-
ten Moment der Erkenntnis gewahr zu werden, dass eine
körperlichen Auswirkung schon längst eingetreten ist.
Einmal eingeschlungen ins Fahrwasser des Ärgers, nützt
es wenig, sich das Gegenteil einzureden.

Der Disney-Effekt würde dann erst umschlagen, wenn
man einen Stau oder eine rote Ampel als Gelegenheit zur
Entspannung begreifen lernt. Diese Einstellung müsste

---

71 Vgl. Suarez 2004
72 Vgl. Eng et al. 2003

aber so eingefleischt sein, dass sie schneller präsent ist als die limbische Reaktion des Ärgers. Das bedeutet, Veränderungen haben dann eine gute Chance, wenn sie direkt kurz vor dem Punkt der emotionalen Abweichung ansetzen, im Bereich der sensitiven Anfangsbedingungen, solange es noch nicht zur vollen Ausprägung der emotionalen Reaktion gekommen ist (liegt im Bereich von Millisekunden). Denn jedes Mal, wenn wir uns bei einem Stau ärgern, wird dieses Muster weiter trainiert und stabilisiert. Damit bildet sich auch das mit diesem Gefühl vernetzte neurochemische Milieu erneut auf dem Zeitpfeil ab. Dies führt zu Prägungen, welche die Wahrscheinlichkeit einer ähnlichen Reaktion beim nächsten Auftreten eines ähnlichen Musters verändert.

Dabei sind Erinnerungen und Vorstellungsinhalte dauerhafte Bestandteile jener iterativen Inhalte, welche in zukünftige Wiederholungen einfließen und neue situationsgebundene somatische Marker generieren. Werden viele Alltags-Szenarien mit dem Gefühl des Ärgers verwoben, dann häufen sich nicht nur die absoluten Ärgerzeiten an und vermehren sich nicht nur die Themenbereiche, die damit verknüpft sind, sondern es bilden sich hintergründige Muster und Metaprozesse heraus, die zum Beispiel eine „immer dann, wenn"- Struktur aufweisen. Immer dann, wenn ich einen Stau erblicke, könnte ich aus der Haut fahren.

Wer das Pech hat, viele Daten, die Unzufriedenheit beinhalten, in die persönliche Iterationsgleichung einsetzen zu müssen, hat das beste Training für Unzufriedenheit und dies mit allen Konsequenzen auch für die Art der kognitiven Verarbeitung alltäglicher Ereignisse. In nahezu jede kognitive Arbeit ist ein Stück Erinnerung eingelagert, denn die an eine Situation gebundene Erwartungshaltung kann nur dann generiert werden, wenn sich das Gedächtnis an ähnliche Muster erinnern kann. Wissenschaftliche Befunde zeigen, dass in einer glücklichen Stimmung leichter Erinnerungsbilder generiert werden, die ebenfalls mit glücklichen Momenten in Verbindung gebracht wurden, und dass eine negative Stimmung ein Katalysator für negative Erinnerungen ist.[73] Die Stimmung – selbst ein Resultat des Zeitpfeils – steuert demnach wiederum die Richtung des Zeitpfeils, indem es auf Wahrscheinlichkeiten Einfluss nimmt. Das bedeutet, dass das Gehirn in negativen Stimmungslagen leichter zum Stimmungsbild passende ähnliche assoziative Muster zu generieren in der Lage ist.

Oftmals niedergeschlagen zu sein, bedeutet in einen Teufelskreis zu geraten, weil die Erinnerungen, die freudige Daten beinhalten, vom Gedächtnis anders verwaltet werden als Erinnerungen, die negative Daten beinhalten. Gedanken und Erinnerungen, die uns dann „zufällig" einfallen und somit das Kommende mitgestalten, sind „wahrscheinliche Zufälle".

Nur die herausragenden Ereignisse werden bewusst im Gedächtnis gespeichert, der Rest wird vergessen. Das gilt aber nicht für strukturelle Bahnungen, wie wir generell in so ähnlichen Situationen reagieren, wir erinnern uns nicht mehr an die Inhalte einer Prüfung, aber die Prüfungsangst wird verstärkt, weil sich das hintergründige Muster wiederholt. Erfolgen diese Iterationen häufig, dann präpariert das Gehirn sich geradezu darauf, negative Ableitungen aus den gegenwärtigen Erlebnisinhalten

---

73 Vgl. Gottwald 2004, S. 182

abzuleiten, was wiederum Iteration, Wiederholung und Training auf dem Zeitpfeil zur Folge hat. So kann zum Beispiel eine Sensitivierung für negative Emotionen stattfinden, die im Laufe der Lebenszeit durch eine wachsende Anzahl von Impulsen aktiviert werden können. In Bezug auf die kindliche Entwicklung sagt Grawe dazu:

> *„Es braucht immer weniger, um sie auszulösen. Durch die dauernden Bahnungen entstehen immer übertragungsbereitere Synapsen. Die mit negativen Emotionen befassten Hirnregionen entwickeln sich besonders gut.“*[74]

Das bedeutet auch, dass als negativ empfundene Zustände deshalb auf dem Zeitpfeil iteriert werden, weil sie sich zunehmend leichter anbieten. Aus negativen Images generieren sich ab einer gewissen Intensität auch wiederum leichter negative Daten. Wer keinen Sinn darin findet, sich nicht in schlechter Laune zu befinden, stärkt unabhängig von der Plausibilität der auslösenden Gründe die Bereitschaft, in schlechter Laune zu sein.

Sich oft zu ärgern, bedeutet sein persönliches Ärgerprofil als Netzwerk zu trainieren. Dadurch, dass es nie verhindert wurde, auf ähnliche Situationen in ähnlicher Weise ärgerlich zu reagieren, haben sich Spuren ergeben, die sich nun anbieten und deshalb gegangen werden. Sie werden gegangen, weil sich diese Wege energetisch leichter darbieten, schneller und energiesparsamer zur Verfügung stehen als andere.

Durch die fortwährende Wiederholung dieses Ärgermusters und den damit ebenfalls wiederholten somatischen Markern haben sich diese hintergründigen Meta-

---

74 Grawe 2004a

muster herauskristallisiert, die so aussehen können und emotional so akut präsent sein können wie der Ärger bei Stau. Und wenn sie sich durch fortwährende Iteration eingefleischt haben, dann werden sie auch begangen, so wie auf einem Schneefeld Spuren benützt werden, die schon vorhanden sind. Natürlich wäre es möglich, eine alternative Spur zu ziehen, aber es ist nicht wahrscheinlich, weil dies mit mehr Energieaufwand verbunden ist.

Es sei denn, es wird ein neuer Sinnzusammenhang entdeckt. Eine religiöse Bekehrung etwa ist so ein Regulativ. Oder eine technokratische Entdeckung wie die, dass durch moderne bildgebende Verfahren gezeigt werden kann, dass eine Imagination, die sich aus Erinnerungsfragmenten und Vorstellungskonstrukten zusammensetzt, im Gehirn annähernd dieselben Aktivitäten auslöst wie ein reales Erleben.

Die Anhäufung positiver oder negativer Erlebnisinhalte verursachen den Nebeneffekt, dass sich die am meisten erlebten Zustände selbstständig machen können, zu Selbstläufern werden und die Grundstimmungen fördern. Wer viel Ärger wiederholt, vermehrt die absolute Anzahl der Zeiteinheiten und Lebensthemen, die mit negativen somatischen Markern gekoppelt sind.

Wenn viele Themen an verschiedenen Orten des Gehirns gespeichert sind, deren synaptische Verschaltungsqualität mit Emotionen wie Ärger verbunden sind, entwickelt sich auch eine für dieses Individuum typische Neuroplastizität. Dabei ist unbekannt, wie die emotionsbeladenen Themen in den Tiefen des Unterbewusstseins untereinander wechselwirken und zu neuen, internen oder auch emergenten Ergebnissen führen, und mit welchen neuronalen Erregungsmustern diese Resultate wiederum interagieren.

Die Prozesse führen aber zu Ergebnissen, die als intrapersonelles Konfliktrauschen interpretiert werden könnten. Dann ist man niedergeschlagen, ohne eigentlich einen richtigen Anlass zu haben, oder aus jedem nichtigen Anlass ärgerlich. Für eine gegenteilige Entwicklung würde dies eine latente Heiterkeit bedeuten, oder zufrieden zu sein, ohne einen speziellen Grund dafür zu haben. Diese Stimmungszustände, die sich in Wohlbehagen oder Unbehagen, Ruhe oder Anspannung ausdrücken, nennt Damasio Hintergrundgefühle. Als „verschleppte Emotionen" weisen sie solche auch die für Emotionen typischen körperlichen Veränderungen auf, wie endokrine Reaktionen, Veränderungen im autonomen Nervensystem, Veränderungen im Muskeltonus bis zur Veränderung im Bereich der mentalen Vorstellungen.[75]

Auf dem Boden einer solch angespannten Grundstimmung wächst die Bereitschaftsanfälligkeit für weitere Ärgerreaktionen. Dabei sammeln sich nicht nur weitere absolute Ärgerzeiten und somatische Marker an, sondern es verfestigen sich auch die Reaktionsschaltkreise, bis sie so schnell und so perfekt geworden sind, dass sie fast einem evolutionsbedingen Reflex gleichen. Dies gilt für technische Fertigkeiten ebenso wie für emotionale Zustände.

Was passiert also, wenn durch viele kleine Alltagsgründe immer wieder das Ärgermuster wiederholt wird? Einerseits führen sie zu einem absoluten Wachstum an real mit Ärger verbundenen Zeiteinheiten. Andererseits

---

75 Vgl. Damasio 2006b, S. 411 f

wird das Ärgermuster mit einer wachsenden Zahl an Alltagsthemen mit unterschiedlichen neuronalen Speicherplätzen verwoben und zwar solange, bis sich diese Themen emotional „nahe" liegen. Dies bedeutet, wenn mit einem Ärgermuster bei wenigen Themen relativ monokausale, stabile Verbindungen bestehen, könnte es einen zentralen „Point of no return" geben, ab dem das Muster zum Generalisieren neigt, auch auf andere Themen leichter übertragbar wird. Dies würde dazu führen, dass im Zuge einer wachsenden Zahl von Situationsmustern mit immer größerer Leichtigkeit mit Ärger reagiert wird.[76]

Ein vergleichbares Bild ergibt sich auch für emotionale Richtungen wie etwa „Unsicherheit". Angenommen, das finale, aber unerwünschte Ordnungsniveau mehrerer Iterationssequenzen lautet „Unsicherheit". Wenn am Zeitpfeil viele Situationen unterschiedlichen Inhalts wiederholt werden, die mit „Unsicherheit" endeten, dann werden die kognitiven Inhalte an unterschiedlichen neuronalen Speicherorten im Neocortex gespeichert, jedoch mit einer graduell gut gebahnten Verbindung zu jenen Emotionszentren, die das Gefühl „Unsicherheit" auslösen. Wenn diese Situationen häufig vorkommen, erhöht dies die Anzahl der physischen Speicherorte, die mit diesen Emotionszentren verflochten sind. Dies hat Auswirkungen auf die Aktivierbarkeit dieser Gefühlsrichtung, wenn eine neue Situation als „ähnlich" erkannt wird.

Je mehr Themenkategorien also Reize bilden und gewisse emotionale Richtungen auslösen können, desto mehr Gedächtnisinhalte sind mit diesen Richtungen vernetzt. Diese Gedächtnisinhalte sind auf neuronaler

---

76 Vgl. Grawe 2004a

Ebene in Form von neuronalen Netzen und dementsprechenden Erregungsmustern gespeichert. Das Ärgermuster wird auf immer mehr Alltagsthemen übertragen. Es erwirbt eine Eigendynamik, die für ihre eigene Erhaltung sorgt. Demnach wäre Ärger ein autopoietisches Teilsystem der Emotionen, welches danach trachtet, sich selbst zu erhalten. Die physischen Orte im Gehirn, in denen diese Themen gespeichert sind, werden mit den neurosomatischen Korrelaten des Ärgers verbunden.

Wenn mit einem Neuronenensemble, welches für die Speicherung eines Themas zuständig ist, ein erhöhter Blutdruck verbunden ist, und ein nächstes Neuronenensemble, welches thematisch assoziativ dem ersten nahe liegt, auch mit erhöhtem Blutdruck verbunden ist, dann kann sich die Wahrscheinlichkeit dafür vermutlich nicht sinken, dass sich daraus wieder eine neue blutdruckerhöhende Konstellation ergibt. Das bedeutet, wer sich zuviel ärgert, hat das Risiko, dass sich im ungünstigsten Fall der Ärger selbständig macht und sich generalisiert. Würde keine Möglichkeit gegeben sein, diese Situationen zu kompensieren, dann würde das System auf eine ähnliche Art kippen wie ein Badesee, der noch lange wie ein intakter See wirkt, aber innerlich zunehmend eine ungenießbare Grundstimmung aufbaut.

Gute Daten, schlechte Daten

Der Zeitpfeil bildet also unentwegt eine Aneinanderreihung von emotionalen Daten ab, die im Gehirn als somatische Marker gespeichert werden können, mit kognitiven Themenbereichen verwoben sind und vom Gehirn bewusst oder unbewusst wieder herausgefiltert werden können. Je nach Amplitude des Erlebten bleibt die Erinnerung mehr oder weniger deutlich im Gedächtnis haften. Der nicht weiter auffällige Rest des normalen Alltagserleben wird aber nicht etwa vergessen, sondern von unserem Unterbewusstsein als willkommene Nahrungsergänzung betrachtet. Das bedeutet, dass die Erinnerung immer in verarbeiteter Form mit den aktuellen Anforderungen der Gegenwart verknüpft wird.

Mit Zunahme der gelebten Zeit werden aus diesen Aneinanderreihungen Wiederholungen von ähnlichen Themenbereichen und ähnlichen Gefühlsmustern, die sich mit neuen Gesichtspunkten und Perspektiven vermischen. Unzählige Wiederholungen ähnlicher Gefühlsrichtungen bedeuten jedoch gleichzeitig unzählige Wiederholungen ähnlicher neurochemischer Milieus. Das biophysiologische Pendant verschiedener Formen alltäglichen Ärgers oder Niedergeschlagenheit editiert mit jedem Male die dazugehörigen Schaltkreise des Gehirns.

In ständiger Wechselwirkung mit den genetischen Vorbedingungen verstärkt es die dafür zuständigen neuronalen Leitungen, editiert die neurochemischen Bereitschaftspotentiale, verändert die Anzahl und Wirkungsweise von zuständigen Rezeptoren, begünstigt die synaptische Entwicklung, hemmt oder fördert die Signalübertragung über Neurotransmitter wie Serotonin, Cortisol, Endorphine und Enkephaline und schaltet DNS-Komponenten ein oder aus.

Ein Bruchteil dieser körperinneren Ereignisse tritt als körperliche Erscheinung wie Wohlbefinden oder stressähnliche Befindlichkeiten zutage und äußert sich in Stimmungsbildern und Gefühlen. Unzählige Wiederholungen von neuronalen Zuständen, die zum Beispiel mit erhöhtem Blutdruck einhergehen, bedeuten aber zugleich unzählige Wiederholungen von Zeitpunkten, die mit erhöhtem Blutdruck verbunden sind. Für den Körper ist es jedoch einerlei, welche Lebensinhalte zu erhöhtem Blutdruck führen. Für den Körper spielt es keine Rolle, ob die Frau sich ärgert, weil der Mann schon wieder nicht seine Schuhe im Vorhaus ausgezogen hat. Für den Körper spielt es keine Rolle, ob der Vater deshalb Stress bekommt, weil die Tochter sich wieder nicht exakt an die Kleiderordnung der Glaubensgemeinschaft gehalten hat. Der Körper wiederholt einfach nur Stress. Und Wiederholung bedeutet Training und Training wiederum bedeutet lernen. Lernen aber funktioniert weitgehend im Wechselspiel zwischen „Erinnerung" und „kognitiven Neuerungen". So wie bei Larry Burrows und auch beim Hundebeispiel führen die Interaktionssequenzen durch „Erinnerung" plus „neuem Input" zu stabilisierenden oder destabilisierenden Rückkopplungen, die mit einer gewissen Wahrscheinlichkeit in erwünschte oder unerwünschte Ordnungsniveaus münden.

Wenn Larry Burrows damals in dem Moment seines öffentlichen Versagens mit einem hohen Blutdruck infolge starkem Stress reagiert hat, dann tendiert sein Blutdruck auch zum Steigen, wenn ihm die Erinnerung daran lebhaft vor Augen geführt wird, was sich natürlich direkt wieder auf die aktuellen Images des Zeitpfeils auswirkt. Selbst wenn er sich nicht bewusst daran erinnert, bleibt es im Unterbewusstsein stets auf Abruf präsent. Vor diesem Hintergrund bleiben die Images auf dem Zeitpfeil nicht bloß Daten, sondern mutieren zu einem separaten Produkt.

Das Produkt der Einzelereignisse, an die man sich in den einzelnen Lebensepisoden erinnern kann und das

Produkt der sich aus Einzelereignissen heraus entwickelten prozessualen Reaktionsmuster auf In- oder Umweltereignisse. Wer agiert, agiert aus seiner persönlichen Lebenserfahrung heraus.

Wer aus seiner Erfahrung heraus agiert, operiert mit dem Werkzeug der Erinnerung. Das Gehirn sucht in der Erinnerung zu jedem gespeicherten Lebensinhalt die damit verwobene Gefühlsrichtung hervor und reproduziert sie mehr oder weniger deutlich.[77] Das bedeutet also, wer erinnert, wiederholt. Wer erinnert, wiederholt somatische Marker und somit auch neurochemische Wirklichkeiten.

Das bedeutet im Ärgerfall, wer erinnert, reaktiviert in einer unscharfen und kontextabhängigen Intensität die damaligen Reizzustände und versucht damit auch Botenstoffe und Neurotransmitter, wie Cortisol, Adrenalin und Noradrenalin zu wiederholen. Wenn aber Erinnern bei Ärger Adrenalin bedeutet, dann bedeutet es im gegenteiligen Fall bei Lust und Wohlbefinden Dopamin und Endorphine. Das wiederum bedeutet, entweder benützt das Leben uns, indem wir den Ärgerzeiten immer mehr Raum geben müssen, oder wir nutzen den positiven Teil dieser Tatsache als Werkzeug, um die körpereigene Opiatproduktion samt Infrastruktur zu fördern beziehungsweise aufrechtzuerhalten, während wir sehr genau darauf schauen lernen, welche Gründe wir gelten lassen wollen, um in Muster zu verfallen, die mit Gefühle wie Ärger und Niedergeschlagenheit verwoben sind.

Das ist offenbar leichter gesagt als getan. Warum ist es nicht so ganz einfach, nicht mehr mit Ärger auf eine

---

77 Vgl. Holler 1991, S. 190

bestimmte Situation zu reagieren, sobald man sich dafür entschieden hat? Diese Frage ist letztlich der Prototyp für die Fragen: Wie übe ich mich in Geduld? Wie kann ich meine Angst kontrollieren? Wie kann ich meine Beziehung zum schlechten Gewissen neu definieren? Warum wirken Silvestervorsätze nicht ohne weiteres?

Meine Antwort dafür ist: weil das „IST" unserer Selbstorganisation einen Streich spielt. Weil die neuronale Bahnung und die Summe der erlebten Verhaltensmuster keinen raschen Wechsel unterstützen, sondern der Trägheitsmoment der erlebten Historie dagegen wirkt. Weil eine kontinuierliche Wechselwirkung zwischen genetischen, kulturellen und individuellen Einflüssen stattfindet. Weil permanente Iteration ständiges Wiederverarbeiten der zugrunde liegenden Muster bedeutet und dadurch die neuronalen Bereitschaften trainiert wurden. Weil durch fortwährende Iteration Ärger und Suchtverhalten regelrecht trainiert wurden, sich dadurch dieses Gefühl von den Themen unabhängig gemacht hat, zum Selbstläufer geworden ist und im Extremfall keine Themen mehr braucht, um diese Stimmung zu fördern. Weil es nicht mehr so ist, dass wir es sind, die Ärger haben, sondern der Ärger hat uns.[78]

Der nordamerikanische Schriftsteller Benjamin Franklin sagte: „Wir sind nie grundlos wütend, aber selten aus einem guten Grund."[79] Gute Daten bedeuten vereinfacht ausgedrückt Glückshormone wie Endorphine, schlechte Daten bedeuten Stresshormone wie Cortisol. Ärger ist nicht nur eine Funktion der Gründe, die zu

---

78 Vgl. Glasl 2000, S. 29, in Anlehnung an die Kernfrage: „Habe ich einen Konflikt" – oder: „Hat der Konflikt mich?"
79 Vgl. Goleman, 1997

Ärger führen, sondern auch eine Funktion der Häufigkeit der Wiederholungen dieser Zustände. Dasselbe gilt für Zufriedenheit. Nicht nur die Gründe, warum man zufrieden ist, lösen das Gefühl der Zufriedenheit aus, sondern gerade die Tatsache der Wiederholung stabilisiert dieses Gefühl, weil dadurch – ob real erlebt oder nicht – die neuronalen Schaltkreise trainiert werden. Das bedeutet, Glück ist nicht nur eine Funktion des Wohlstandes, sondern auch eine Funktion der Menge und Intensität tatsächlich durchlebter Zeitzonen, die mit diesem oder ähnlichem Gefühl verwoben waren. Wer glücklich werden will, kommt offenbar nicht umhin, die Kleinigkeiten des Alltages aufwerten zu lernen.

Das ist die Lösung. Die Lösung ist, zu wissen, dass es Sinn macht, zu glauben, dass ein Glaube von der Größe eines Senfkorns einen Berg versetzen kann. Die Regel lautet: bringe gute Daten auf den Tisch der Zeit. Diese „guten Daten" müssen nicht unbedingt etwas mit einem Lottogewinn zu tun haben. Tatsächlich zeigen Studien über Lottomillionäre, dass der Gewinner etwa ein Jahr auf der Glückswelle schwebt und dann sein bisheriges emotionales Niveau wieder erreicht.[80] Wie ist dies aber für den Normalbürger möglich, ohne die Wirklichkeit so zu verklären, dass nur mehr die Glückseligkeit etwas mit dem Pfad der Realität zu tun hat?

Zum Glücksautist zu mutieren und immer nur auf „Wolke 7" zu schweben ist kein erstrebenswertes Ziel. Nicht umsonst hat im Laufe der Evolution der eher vorsichtige Menschentyp überlebt. Was jedoch dazu geführt hat, dass jene Glücklichen, die dereinst auf der Speisekarte

---

80 Vgl. Brickman, Coates & Janoff-Bulman 1978

eines Säbelzahntigers landeten infolgedessen ausgestorben sind. Überlebt haben die Vorsichtigen, die ständig Achtsamen mit dem Nachteil einer Default-Einstellung im Gehirn, welche die mit Stress verbundenen Gehirnregionen schneller und geübter präsent sein lassen als die mit Glück und Zufriedenheit verbundenen Regionen.

Ein Grund mehr, Zeit zu reservieren, um diesen Überhang auszugleichen. Möglichkeiten, um Zeit zu reservieren, in der positive Ressourcen wiederholt werden, gibt es deren viele. Glücksbücher, künstliche Oasen, die zum Baden im fiktiven Sandstrand einladen, Lachyoga, NLP-Seminare, Entspannungskurse, Yoga, Zen-Bogenschießen, Meditation, Psychotherapien, mentales Training, autogenes Training, Finde-Dich-Selbst-Kurse, Urschrei-Therapien, all diese Methoden setzen den Hebel von unterschiedlichen Gesichtspunkten her an.

Die gute Nachrichte ist: sie wirken alle.

Es ist in diesem Buch hoffentlich gelungen, aufzuzeigen, dass jetzt „Glauben" durch „Wissen" ersetzt werden kann. Und solange all diese Wege, um die Zufriedenheit zu steigern, keine sektenähnlichen Gurus an ihrer Spitze haben, kann es empfohlen werden, sich ihren Vorschlägen mit ganzem Herzen hinzugeben.

Ausblick

Manfred Spitzer verwendet für das Gehirn folgende Metapher: Kultur verhält sich zum Gehirn wie Software zur Hardware. Während die Wissenschaft vor noch nicht allzulanger Zeit davon ausging, dass der menschliche Säugling als „tabula rasa" die Welt betritt, als leere Tafel, die beliebig beschrieben werden konnte, so wissen wir heute, dass dem nicht so ist. Das Neugeborene ist mit jeder Menge Struktur und einem eigenen Betriebssystem ausgestattet. Die Kultur bietet das Umfeld, in dem festgelegt wird, welche Office-Anwendungen davon installiert werden.[81]

Lange Zeit war die Meinung vorherrschend, dass eine genetische Veranlagung unabänderlich sei. Die Fähigkeit zur Liebe, die Neigung zur Kriminalität, Egoismus oder Altruismus, alles schien unausweichlich in unserem genetischen Code festgelegt zu sein. Der Psychologieprofessor David Lykken behauptete gar, dass alle Versuche, glücklicher zu werden so erfolglos sind wie der Versuch, größer zu werden.[82]

Als völlig überholt betrachtet jedoch Joachim Bauer die Gegenüberstellung von Erbanlage und Umwelt. Gene führen kein autistisches Eigenleben, sondern reagieren permanent auf sich verändernde äußere Bedingungen.[83] So können Vorgänge auf zwischenmenschlicher Ebene massiven Einfluss auf die Genregulation in unserem Körper haben. Das Gehirn übt durch die Umwandlung sozialer Beziehungen in biologische Signale nicht nur Einfluss auf viele Körperfunktionen aus, sondern verändert

> *„... unter dem Einfluss der von ihm selbst erzeugten biologischen Signale seine eigene Mikrostruktur."*[84]

Lebensweise, emotionales Befinden, Stress, Unzufriedenheit oder Zufriedenheit sind sehr wohl dafür mitverantwortlich, welche Gene sich aktivieren oder deaktivie-

---

81 Spitzer 2006, S. 513
82 Lykken & Tellegen 1996, zitiert nach Klein 2002, S. 63
83 Vgl. Bauer 2004, vgl. Bauer 2006, S. 20 f
84 Bauer 2006, S. 10

ren. Durch die fortwährende Iteration von Images auf dem Zeitpfeil werden auch neurochemische Zustände iteriert, welche fortwährend den Gehirnstoffwechsel umbauen und dabei auch Neuronenverbindungen editieren. Auch der Charakter ist nicht nur Teil eines genetischen Codes, sondern auch Teil des sozialkulturellen Umfeldes. Der britischen Pharmakologin Susan A. Greenfield zufolge beruht unsere gesamte charakterliche Entwicklung auf Erinnerungen und Erfahrungen.[85]

All die Daten, die wir auf dem Zeitpfeil iterieren, führen in einem permanenten Abgleich mit der Außenwelt zu einer Innenwelt. Das Ergebnis dieser kontinuierlichen Interaktion ist der individuelle Grad des Öffnens oder Verschließens gegenüber der Nutzenstruktur anderer Umwelten. Daraus folgt der Wille zur persönlichen und sozialen Kompetenz sowie die Fähigkeit zur Empathie gegenüber anderen Menschen.

Unser Hirn ist unser Charakter, wobei der Anteil des soziokulturellen Umfeldes und unserer genetischen Voraussetzungen mittlerweile in der Literatur als gleichwertig behandelt wird. Besonders die frühkindlichen Erlebnisse und Einflüsse wirken prägend auf die charakterliche Entwicklung ein. Von Kindesbeinen an lernen wir unsere neuronale IST-Situation mit kognitiven Konstrukten zu verweben, welche sich für ein regionales Soziotop als plausibel herausgestellt haben. Beispielsweise könnte im familiären Umfeld ein gewisses Weltbild vorgelebt werden, welches von einem egoistischen Grundprinzip ausgeht und sich dabei an den von Darwin herausgegebenen und von vielen Menschen falsch verstandenen Leitspruch

---

85 Vgl. Greenfield 1997

„survival of the fittest" anlehnt. Die damit transportierten Werte werden von frühester Jugend an aufgesogen wie eine Sprache und sind auch dann präsent, wenn sie einst in die Negation der Akzeptanz dieser Werte münden sollten.[86] Wenn etwas als Ordnung vermittelt wird, dann werden bei Verletzung dieser Ordnung auch Maßnahmen gesetzt, die der Mensch neuronal als Bestrafung erleben muss und somit diese Daten auf dem Zeitpfeil iteriert. Damit wird nicht nur die Thematik in der neuronalen Landkarte des Gehirns auf zellulärer Ebene gespeichert, sondern auch die Verbindungsleitungen der zu diesen Zeitpunkten gegebenen emotionalen Befindlichkeiten erstellt und ausgebaut.

Je mehr ein Denkmuster als philosophisches Lebensprinzip plausibel erscheint und je mehr positive Erfahrungen mit dieser Methode gemacht werden, desto mehr emotionale Bereiche werden damit verbunden und auch iteriert. Es werden mehr und mehr positive Erfahrungswerte mit einer eher altruistischen oder eher egoistischen Verhaltenstendenz eintrainiert, was im Umkehrschluss bedeutet: wir fühlen uns dann gut, wenn wir diesem Prinzip folgen, weil unser neuronales Belohnungssystem mit Neurotransmittern reagiert, wodurch eine hohe Ansammlung von positiv empfundenen Daten auf dem Zeitpfeil in Verbindung gebracht werden kann.

Wer gute Gefühle in Verbindung mit dem Glaubenssystem wiederholt, neigt dazu, den Glauben zu brauchen, um gute Gefühle auslösen zu können. Wer gute Gefühle hat, weil sich ein Verhaltenssystem bewährt hat, weil es funktioniert, braucht dieses Verhaltenssystem, um sich

---

86 *Spitzer* 2005, Folge 8

gut zu fühlen. Wer viele „Siegerdaten" wiederholt, wird nicht nur ein guter Sieger, sondern entwickelt auch einen Siegerbedarf. Wer andererseits viele Images wiederholt, die Niedergeschlagenheit beinhalten, wird nicht nur Profi im Niedergeschlagensein, sondern entwickelt auch eine eigene Qualität der Wahrnehmung, welche die Daten, die zur Niedergeschlagenheit passen, leichter aus einer Situation auslesen und ableiten lässt.

Damit sorgt die Niedergeschlagenheit für ihr eigenes Überleben, indem sie sich aus sich selbst heraus generiert. Auf diese Weise formen die Ereignisse auf dem Zeitpfeil unsere charakterliche Persönlichkeit in Wechselwirkung mit unseren genetischen Veranlagungen mit.

Emotionale Prozesse und Hintergrundgefühle sind seelische Aktivitäten, die im Gehirn die neuroanatomischen Feinstrukturen herausbilden, wobei Nervenzellverbindungen durch sozial vermittelte Erfahrungen entstehen und sie auch in diesem Kontext wiedergeben.[87] Somit erhält „siegen müssen" oder „verlieren gewohnt sein" ein neurochemisches Korrelat.

Wenn unser Ordnungssystem uns sagt, dass „siegen" wichtig ist, dann werden wir unzufrieden sein, wenn wir nicht gesiegt haben. Ein auf „Sieg" trainiertes Denken und Verhalten wird schließlich so perfekt optimiert, dass es sich – fast versehentlich – auch dann aktiviert, wenn nur mehr das zugrundeliegende Muster stimuliert wird und für eine Umwelt beträchtliche Nutzenverluste entstehen. Das könnte erklären, warum viele Zeitgenossen auch in der alltäglichen sportlichen Betätigung nicht verlieren können, auch wenn ein Sieg völlig belanglos ist.

---

87 Vgl. Eisenberg 1995, zitiert nach Gottwald 2004, S. 111

105

Auf unserer Bewegung entlang des Zeitpfeils finden wir Umwelten vor, die uns Normen und Werte vermitteln, Heuristiken und Faustregeln für die Bewältigung der Welt. Die Rahmenbedingungen der kulturell-soziologischen Sphäre wirken wie ein Genpool auf den Entwicklungsprozess des Menschen.[88] Es werden Interaktionstechniken vorgelebt, die sich selbst aufgrund von oftmaligen Iterationen funktionell bewährt haben und weitergegeben werden. Es wird suggeriert, was „Ordnung" und was „Unordnung" ist.

Wenn Geiz geil ist, dann verändern sich die sozialgesellschaftlichen Wahrscheinlichkeiten, weil das Handlungsdesign des Individuums das wahrscheinliche Handlungsdesign der Massen beeinflusst. Unser Konstrukt an mentalen Ansichten, Glaubens- und Wertesystemen repräsentiert Evolutionsstufen innerhalb eines möglichen Ereignissraumes. Dabei evolvieren sie nach dem gleichen Prinzip wie Modetrends, wenngleich sie dabei unterschiedliche Zeitdistanzen benötigen.

Die Evolution unserer Werte- und Glaubenssysteme ist eine Evolution der Ordnungssysteme und ein Resultat des Driftens im Raum der Möglichkeiten. Ordnung ist Definition und eine Unordnung eine andere Form der Ordnung. Ordnung ist ein subjektives Nebenprodukt der Unordnung. Für uns ist es die Ordnung einer Wunde, zu heilen. Für die Natur ist es jedoch ebenfalls in Ordnung, wenn die Wunde nicht heilt.

Ordnung und Unordnung sind Begriffe, die relativ auf eine zugrundeliegende Regel bezogen sind. Für eine

---

88 Richard Dawkins führte dazu den Begriff „Mem" ein, welcher einen genetischen Baustein auf kultureller Ebene darstellen soll

Reinigungskraft ist ein Zimmer in Ordnung, wenn es keine „bizarren Konfigurationen" gibt, die das Säubern zusätzlich erschweren. Für den Bewohner aber sind die sich auftürmenden Papierstapel eine nach Themen sortierte Form einer temporären Ordnung, von der die Reinigungskraft gar keine Kenntnis haben kann. Beide sind aber, bezogen auf ihren jeweiligen Ordnungsbegriff im Recht und beide im Unrecht, bezogen auf die Regelbasis des jeweilig anderen.[89] Auf dieser Entscheidungsgrundlage erklären wir etwas als „gut" oder „böse".

Ein falsch gespielter Ton in einem Musikstück ist Unordnung, weil er so empfunden wird. Tatsächlich ist ein falscher Ton ein Ton aus dem Möglichkeitsraum. Wenn der richtige Ton „A" ist, dann ist der abweichende Ton „A`". Ob der richtige „Ton" nun eine korrekte Reaktion auf eine Insiderfrage im städtischen Oldtimerclub ist, um sich der Gruppe als „würdig" zu erweisen, ob der junge Student die „richtige" Partei wählt, oder ob der „Neue" ein ordentliches Auto fährt, immer wird an der Abweichung von der Ordnung das lokal bevorzugte Interaktionssystem deutlich.

Damit mutieren wir vom Beobachter zum Beurteiler und davon ausgehend zu einem exogenen Einfluss als Helfer oder Gegner. Als solche beeinflussen wir den Verlauf der gesellschaftlichen Selbstorganisation und den Datenverlauf auf unserem individuellen Zeitpfeil und den unserer Zeitgenossen. Im Hirnscan lässt sich die Entwicklung von der Bewertung zum Wert nachvollziehen.

Das Belohnungssystem springt dort an, wo die Präferenzen gesetzt sind, und die sind kulturell verschieden. Bei

---

89 Vgl. Küppers 1996, S. 102

Gruppen, die auf flotte Fahrzeuge trainiert sind, springen im orbitofrontalen Cortex beim Anblick eines Sportwagens alle dazugehörigen Bereiche an, während sie beim Anblick von Kleinwagen sogar eher noch heruntergefahren werden. Ein Belohnungssystem zeigt auch keine außergewöhnlichen Reaktionen, wenn ein Gesprächspartner nicht die „richtigen" Antworten gibt. Der weitere Gesprächsverlauf lebt dann von der Fehlertoleranz mindestens einer der Gesprächspartner. Der orbitofrontale Cortex ist unsere Bewertungsinstanz für den Alltag, der uns zu entscheiden hilft, wo wir länger verweilen oder gehen, was wir uns merken. Dabei legt er sich eine innere Statistik von den permanenten alltäglichen Bewertungsprozessen zu, die letztlich zu Wertelandkarten führen.

Häufige Iterationen auf dem Zeitpfeil und stete Prozesse kontinuierlicher Neubewertungen steuern die Dynamik des Einschleifens von Mustern und mentalen Pfaden, deren Begehung dann auch immer leichter fällt. Manfred Spitzer vergleicht die Gedächtnisspuren mit Spuren im Schnee in einem Park, die sich mit der Häufigkeit der Impulse zwischen Nervenzellen verstärken, weil dadurch die Verbindungsstellen zwischen den Nervenzellen, den Synapsen, verändert werden.

Wenn von der Vogelperspektive aus ein Blick auf den Park geworfen werden könnte, würde eine gebrauchsabhängige Landkarte viel begangener Spuren zu erkennen sein. Die Gründe, die dazu führten, die Wege zu beschreiten, vergessen oder verlernen wir. Was jedoch erhalten bleibt, sind die Muster im Schnee, die begangenen Inhalte, die Resultate der individuellen Selbstorganisation.[90]

---

90 Spitzer 2005, Folge 2

Danksagung

Dieses Buch ist das Resultat eines steten Wachstums über mehreren Jahren, in denen nicht nur die Idee, sondern auch die Wissenschaft gereift ist. Durch den gegenwärtigen Stand der Technik, insbesondere der bildgebenden Verfahren konnte sich diese Idee zu einem nachvollziehbaren Werk entfalten. Deshalb gebührt ein Teil des Dankes dem Fortschritt, der in allen Disziplinen ein wichtiger und notwendiger ist, da Sinn und Nutzen einer Sache sich oft aus dem Zusammenwirken mehrerer Wissensgebiete ergibt.

Mein besonderer Dank gilt vor allem jenen Menschen, die mich über die Jahre hinweg begleitet haben. So möchte ich auf diesem Wege meinen Eltern Ernestine und Leopold Birklbauer sowie meinen Schwiegereltern Gertrud und Walter Eckmann danken. Manuela Hinterreiter danke ich dafür, dass sie mit mir den Weg des Studiums gegangen ist. Ebenso möchte ich all den Freunden und Bekannten danken, die durch unermüdliche Diskussionen viele Anregungen beigetragen haben.

Allem voran jedoch gebührt der Dank meiner Frau Andrea Eckmann und meinem Sohn Jonas, die speziell im Jahr des Schreibens eine schwierige Zeit in Kauf nehmen mussten. Deshalb ist dieses Buch in Liebe meiner Familie gewidmet.

Literatur

Bateson, G. (1996): Ökologie des Geistes. Anthropologische, psychologische, biologische und epistemologische Perspektiven. Frankfurt: Suhrkamp. (Original 1972: Steps to an Ecology of Mind. Collected Essays in Anthropology, Psychiatry, Evolution and Epistemology. Chandler Publishing Company.

Bauer, J. (2004): Seele und Genetik. Gene sind keine Autisten. Psychologie Heute 03.

Bauer, J. (2005): Warum ich fühle, was du fühlst. Intuitive Kommunikation und das Geheimnis der Spiegelneurone. Hamburg: Hoffmann und Campe.

Bauer, J. (2006): Das Gedächtnis des Körpers - Wie Beziehungen und Lebensstile unsere Gene steuern. Frankfurt: Eichborn.

Bauer, J. (2007): Lob der Schule. Hamburg.

Baumann, K., Kessler, H., Linden, M. (2005): Die Messung von Emotionen. In: Verhaltenstherapie und Verhaltensmedizin, 26 (2), S. 190-202.

Birbaumer, N. & Schmidt, R. F. (1999): Biologische Psychologie. 4. Auflage. Berlin: Springer.

Birklbauer, W. (2008): Warum Lach-Yoga? Eine neurologische Perspektive. BoD.

Brickman, P., Coates, D., Janoff-Bulman, R. J. (1978): Lottery winners and accident victims: Is happiness relative? In: Journal of Personality and Social Psychology, 36, S. 917-927.

Cramer, F. (1993): Der Zeitbaum. Grundlegung einer allgemeinen Zeittheorie. Frankfurt, Leipzig: Insel.

Damasio, A. R., Grabowski, T. J., Bechara, A., Damasio, H., Ponto, L. B., Parvizi, J., Hichwa, R. D. (2000): Subcortical and cortical brain activity during the feeling of self-generated emotions. In: Nature Neuroscience, 3, S. 1049-1056.

Damasio, A. (2006a): Descartes' Irrtum. Fühlen, Denken und das menschliche Gehirn. München: List.

Damasio, A. (2006b): Ich fühle, also bin ich. Die Entschlüsselung des Bewusstseins. München: List.

Davidson, R. J., Hugdahl K. (1995): Cerebral asymmetry, emotion, and affective style. In: Brain asymmetry, S. 361-387. Cambridge: MIT Press.

Debener, S. (2001): Individuelle Unterschiede in der frontalen EEG-Alphaasymmetrie: Emotionalität undintraindividuelle Veränderungen. Berlin: Dissertation. de.

Dörner, D. (1993): Die Logik des Misslingens. Strategisches Denken in komplexen Situationen. Reinbek: Rowohlt.

Eisenberg, L. (1995): The social construction of the human brain. In: American Journal of Psychiatry, 152 (11), S. 1563-1575.

Eng, P.M., Fitzmaurice, G., Kubzansky, L.D., Rimm, E.B., Kawachi, I. (2003): Anger Expression and Risk of Stroke and Coronary Heart Disease Among Male Health Professionals. In: Psychosomatic Medicine, 65, S. 100-110.

Flanagan, O. (2003): The Color of Happiness. In: New Scientist, 178, 24. 05., S. 44 ff.

Glasl, F. (2000): Selbsthilfe in Konflikten. Konzepte - Übungen - Praktische Methoden. Stuttgart: Haupt.

Goleman, D. (1997): Emotionale Intelligenz. München: Deutscher Taschenbuchverlag.

Gottwald, C. (2004): Bewusstseinszentrierte Körperpsychotherapie - Angewandte Neurobiologie? In: Psychotherapie, 9 (2), S. 185-218, München: CIP-Medien.

Gottwald, C. (2006): Körperpsychotherapeutische Perspektiven zur Neurobiologie. In: Marlock G, Weiss H (Hrsg.): Handbuch der Körperpsychotherapie. Stuttgart: Schattauer. Internet: http://www.eidos.at/inhalt/artikel/neurobio.htm. Stand: Mai 2010.

Grawe, K. (1998): Psychologische Psychotherapie. Göttingen: Hogrefe.

Grawe, K. (2004a): Von der Verhaltenstherapie zur Neuropsychotherapie? Eröffnungsvortrag auf dem 15. Kongress für Klinische Psychologie, Psychotherapie und Beratung vom 5. - 9.3.2002 in Berlin. Internet: http://www.bvvp.de/news04/vt_nt_grawe.htm. Stand: Februar 2004.

Grawe, K. (2004b): Die Black Box wird durchsichtig. In: Psychologie heute, 5, S. 34.

Grawe, K., Grawe-Gerber, M. (1999): Ressourcenaktivierung. Ein primäres Wirkprinzip der Psychotherapie. In: Psychotherapeut, 44 (2), S. 63-73.

Gray, J. R., Lazar, S. W., Kerr, C. E., Wasserman, R. H., Greve, D. N., Treadway, M. T., McGarvey, M., Quinn, B. T., Dusek, J. A., Benson, H., Rauch, S. L., Moore, C. I., Fischl, B. (2005): Meditation experience is associated with increased cortical thickness. In: Neuroreport. 16 (17), 28.11., S. 1893-1897.

Greenfield, S. (1997): The Human Brain: A Guided Tour. London: Weidenfeld & Nicholson.

Groenewold, U. (2005): Per Tomographie und Spektroskopie sehen Ärzte, wie eine Therapie das Gehirn psychisch Kranker verändert. In: Ärzte Zeitung. 16.12.

Haken, H., Stadler, M. (1990): Synergetics of Cognition. Berlin: Springer.

Handow, O. (2003): Coaching in Leistungssport und Wirtschaft. Vorstellung eines integrativen Ansatzes. Dissertation. Universität der Bundeswehr München – Fakultät für Pädagogik. Internet: http://137.193.200.177/ediss/handow-oskar/inhalt.pdf. Stand Mai 2010.

Hauswald, A. (2005): Das Wiedererkennen emotionaler Bilder - eine MEG-Studie. Diplomarbeit, Universität Konstanz. Internet: http://www.ub.uni-konstanz.de/kops/volltexte/2005/1703/. Stand Mai 2010.

Herzlieb, H.J. (2004): Konflikte lösen, Konfliktpotentiale erkennen. In: Konfliktsituationen souverän agieren. Berlin: Cornelsen.

Holler, J. (1991): Das neue Gehirn. Ganzheitliche Gehirnforschung und Medizin. Modelle, Theorien, praktische Anwendungen. Südergellersen: Bruno Martin.

Hüther, G. (1996): The central adaptation syndrome: Psychosocial stress as a trigger for adaptive modifications of brain structure and brain function. In: Progress in Neurobiology, 48, S. 569-612.

Hüther, G. (2002): Und nichts wird fortan so sein wie bisher. Die Folgen traumatischer Kindheitserfahrungen für die weitere Hirnentwicklung. In: Hopp u. a. (Hrsg.): Traumatisierte Kinder in Pflegefamilien und Adoptivfamilien. Ratingen.

Hüther, G. (2003): Wohin, wofür, weshalb? Über die Bedeutung innerer Leitbilder für die Hirnentwicklung. In: Universitas, 58 (681), S. 229-239. Stuttgart: Wissenschaftliche Verlagsgesellschaft.

Hüther, G. (2004): Die Macht der inneren Bilder. Wie Visionen das Gehirn, den Menschen und die Welt verändern. Göttingen: Vandenhoeck und Ruprecht.

Jabbi, M., Bastiaansen, J., Keysers, C. (2008): A Common Anterior Insula Representation of Disgust Observation, Experience and Imagination Shows Divergent Functional Connectivity Pathways. In: PLoS ONE 3 (8), e2939.

Klein, S. (2002): Die Glücksformel. Oder Wie die guten Gefühle entstehen. Hamburg: Rowohlt.

Kosslyn, S.M., Ganis, G., Thompson, W. L. (2001): Neural foundations of mental imagery. In: Nature Review Neuroscience, 2, S. 635-642.

Kriz, J. (2004): Personzentrierte Systemtheorie – Grundfragen und Kernaspekte. In: Schlippe, A. v., Kriz, W. (Hrsg.): Personzentrierung und Systemtheorie. Perspek-

tiven für psychotherapeutisches Handeln. S. 13-67, Göttingen: Vandenhoeck und Rupprecht.

Küppers, G. (1996): Chaos und Ordnung. Formen der Selbstorganisation in Natur und Gesellschaft. Reclam.

Längle, A. (2003): Zur Begrifflichkeit der Emotionslehre in der Existenzanalyse. In: Längle A. (Hrsg.) Emotion und Existenz, S. 185-200, Wien: WUV-Facultas.

LeDoux, J. (2001): Das Netz der Gefühle. Wie Emotionen entstehen, München: Deutscher Taschenbuch Verlag.

Lykken, D., Tellegen, A. (1996): Happiness is a stochastic phenomenon. In: Psychological Science 7, S. 186-189.

Maier, T. (1999): Wiederholung und Iteration: von der Psychoanalyse zur Systemtheorie. In: Nervenarzt 70, S. 993-997, Springer.

Mainzer, K. (2005): Was sind komplexe Systeme? Komplexitätsforschung als integrative Wissenschaft. (unveröffentlichtes Manuskript). Augsburg.

Mattanza, G., Meier, I., Schlegel, M. (2006): Seele und Forschung: Ein Brückenschlag in der Psychotherapie. Karger.

Maxeiner, J. (1993): So trainieren sie ihr Gehirn auf Erfolgskurs! Fitness mental; mit einem Trainingsprogramm für 11 Tage. Bamberg: BVB, Bayerische Verlags-Anstalt.

Miller, M., Mangano, C., Park, Y., Goel, R., Plotnick G., Vogel, R. (2006): Impact of cinematic viewing on endothelial function. In: Heart 92, S. 261-62.

Milz, H. (2005): Körpertherapie - an Leib und Seele genesen. Vortrag:

Literaturverzeichnis

1. Grazer psychiatrisch - psychosomatische Tagung. Internet: http://www.helmutmilz.de/documents/KongressGraz1_05.pdf. Stand März 2010.

Murphy, F.C, Nimmo-Smith, I., Lawrence, A.D. (2003): Functional Neuroanatomy of emotion: A meta-analysis. In: Cognitive, Affective, & Behavioral Neuroscience, 3, S. 207-233.

O'Craven, K., Kanwisher, M. (2000): Mental imagery of faces and places activates corresponding stimulus-specific brain regions. In: Journal of Cognitive Neuroscience 12, S. 1013-1023.

Pasemann, F. (1996): Repräsentation ohne Repräsentation. Überlegungen zu einer Neurodynamik modularer kognitiver Systeme. In: Rusch, G., Schmidt, S. J., Breidbach,O. (Hrsg.): Interne Repräsentation. S. 42 - 91, Frankfurt: Suhrkamp.

Petermann, F., Winkel, S. (2006): Lernpsychologie, UTB Wissenschaft.

Phan, K.L., Wager, T.D., Taylor, S.F Liberzon, I. (2004): Functional Neuroimaging. Studies of Human Emotions. In: CNS Spectrums, 9, S. 258-266.

Piecha, A. (2000): Schönheit und Zweckmäßigkeit. Osnabrück, Internet: http://www.apiecha.de/philosophy/sundz.pdf. Stand: Mai 2010.

Pinel, J.P.J. (1997): Biopsychologie. Heidelberg: Spektrum - Akademischer Verlag.

Pinker, S. (1998): Der Sprachinstinkt. Wie der Geist die Sprache bildet. S. 527 - 528, München: Knaur.

Polyn, S. M., Natu, V. S., Cohen, J. D., and Norman, K. A. (2005): Category-specific cortical activity precedes retrieval during memory search. In: Science, 310, S. 1963-1966.

Pöppel, E. (1997): Grenzen des Bewusstseins. Wie kommen wir zur Zeit und wie entsteht Bewusstsein? Frankfurt: Insel.

Reddemann, L. (2008): Trauma-Folgen erkennen, überwinden und an ihnen wachsen, Stuttgart.

Retter, H. (1999): Theorien der Kommunikation. Vorlesung Allgemeine Pädagogik. Technische Universität Braunschweig. Internet: http://www.abpaed.tu-darmstadt.de/arbeitsbereiche/bt/material/kommunikation.pdf, Stand: Mai 2010.

Rogosch, J (2001): Wie sich die Psyche das Gehirn baut. 31.05. Der Tagesspiegel.

Rosenberg, W. E. (1992): Stress erfolgreich bewältigen. Das richtige Verhalten bei Stress-Belastung. Köln: Dreisam-Verlag.

Rosenkrantz, M.A., Jackson, D.C., Dalton, K.M, Dolski, I., Ryff, C.D., Singer, B.H., Muller, D., Kalin, N.H., Davidson, R.J. (2003): Affective style and in vivo immune response: neurobehavioral mechanisms. In: PNAS, 100, S. 11148-11152.

Roth, G. (2003): Wie das Gehirn die Seele macht. In: Schiepek G (Hrsg.): Neurobiologie der Psychotherapie. S. 28-42, Stuttgart: Schattauer.

Schiepek, G. (2004): Neurobiologie der Psychotherapie. Stuttgart: Schattauer.

Siebert, M. (2003): Die Bedeutung der Amygdala für Emotionsverarbeitung und Gedächtnis. Dissertation: Bielefeld. Universität. Fakultät für Psychologie und Sportwissenschaft.

Sokolowski, K. (2002): Emotion. In: Müsseler J., Prinz W. (Hrsg.), Allgemeine Psychologie, S. 336-384. Heidelberg: Spektrum.

Spitzer, M. (2000): Geist im Netz. Heidelberg.

Spitzer, M. (2005): Geist und Gehirn. Volume 1, München: TR-Verlag.

Spitzer, M. (2006): Vom Sinn des Lebens. Alte Weisheit und neue Wissenschaft. In: Nervenheilkunde, 25, S. 513-520.

Stijn M. J., Osselear, van, S. M. J., Janiszewski, C. (2001): Two Ways of Learning Brand Associations. In: Journal of Consumer Research, 28 (2), S. 202-223.

Storbeck, J., Clore, G. L. (2005): With sadness comes accuracy; with happiness, false memory: Mood and the false memory effect. In: Psychological Science, 16, S. 785-791.

Storch, M. (2002): Die Bedeutung neurowissenschaftlicher Forschung für die psychotherapeutische Praxis. In: Psychotherapie 7 (2), S. 281-294, München: CIP-Medien.

Storch, M. (2003): Ressourcenaktivierung und das menschliche Gehirn. In: Aregger K., Lattmann, U. (Hrsg.): Gesundheitsfördernde Schule – eine Utopie? Konzepte, Praxisbeispiele, Perspektiven, S. 139-158. Aarau: Sauerländer.

Storch, M.; Krause, F. (2005): Selbstmanagement – ressourcenorientiert. Grundlagen und Trainingsmanual für die Arbeit mit dem Zürcher Ressourcen Modell (ZRM). 3. korr. Auflage.

Strzebkowski, R. (2006): Selbständiges Lernen mit Multimedia in der Berufsausbildung. Mediendidaktische Gestaltungsaspekte interaktiver Lernsysteme. Dissertation. FU Berlin.

Suarez, E. (2004): C-Reactive Protein Is Associated With Psychological Risk Factors of Cardiovascular Disease in Apparently Healthy Adults. In: Psychosomatic Medicine, 66, S. 684-691.

Szpunar, K. K., Watson, J. M., McDermott, K.B. (2007): Neural substrates of envisioning the future. In: PNAS, 104, S. 642-647.

Taylor, S.E., Way, B.M., Welch, W.T., Hilmert, C.J., Lehman, B.J., Eisenberger, N.I. (2006): Early family environment, current adversity, the serotonin transporter promoter polymorphism, and depressive symptomatology. In: Biological Psychiatry, 60 (7), S. 671-676.

Tschacher, W. (1997): Prozessgestalten. Göttingen: Hogrefe.

Wagner, B. (2006): Das episodische Gedächtnis von medizinischen Bildern. Dissertation, LMU München: Medizinische Fakultät.

Watzlawick, P., Beavin, J.H., Jackson, D.D. (1990): Menschliche Kommunikation. 8. Auflage. Bern.

Zeuch, A. (2006): Am Rande des Chaos. Intuition als selbstorganisierende Intelligenz. Online-Journal psychophysik.com. Internet: http://www.psychophysik.com/ html/re-0831-chaos.html. Stand: Mai 2010.

Walter Birklbauer

Das Gebet
des Ungläubigen

Gott & Welt

Gibt es nun einen Gott oder nicht? Der Autor widmet sich diesem Thema in einer Zeit, in der viele Menschen wieder nach Gottheiten suchen und sich deshalb vertrauensvoll in die Hände von Sekten und Religionsgemeinschaften begeben.

Dabei wird Gottes Allmacht ebenso beleuchtet wie die Frage nach der Entstehung der Welt. Bei aller Kritik möchte dieses Buch dazu beitragen, atheistische und theistische Positionen zusammenzuführen, indem es einen gemeinsamen Nenner anbietet.

ISBN: 978-3837010510